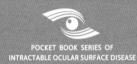

POCKET BOOK SERIES OF
INTRACTABLE OCULAR SURFACE DISEASE

U0376262

眼表疑难病
口袋书系列

眼睑痉挛
BLEPHAROSPASM

POCKET BOOK SERIES OF
INTRACTABLE OCULAR SURFACE DISEASE

主 编　龚 岚　林 通

副主编　马晓芃　陈 嬿

编 委（以姓氏笔画为序）

马晓芃　卢 阳　陈 嬿

林 通　周叶萌　赵 涵

赵松皎　殷 悦　龚 岚

人民卫生出版社
·北京·

图书在版编目（CIP）数据

眼睑痉挛 / 龚岚，林通主编 . —北京：人民卫生出版社，2023.10

（眼表疑难病口袋书系列）

ISBN 978-7-117-35257-4

Ⅰ. ①眼… Ⅱ. ①龚…②林… Ⅲ. ①眼睑疾病 —诊疗 Ⅳ. ①R777.1

中国国家版本馆 CIP 数据核字（2023）第 186818 号

人卫智网	**www.ipmph.com**	医学教育、学术、考试、健康，购书智慧智能综合服务平台
人卫官网	**www.pmph.com**	人卫官方资讯发布平台

眼表疑难病口袋书系列

眼睑痉挛

Yanbiao Yinanbing Koudaishu Xilie

Yanjian Jingluan

主　　编：龚　岚　林　通
出版发行：人民卫生出版社（中继线 010-59780011）
地　　址：北京市朝阳区潘家园南里 19 号
邮　　编：100021
E - mail：pmph @ pmph.com
购书热线：010-59787592　010-59787584　010-65264830
印　　刷：三河市宏达印刷有限公司
经　　销：新华书店
开　　本：889×1194　1/32　印张：2.5
字　　数：79 千字
版　　次：2023 年 10 月第 1 版
印　　次：2023 年 11 月第 1 次印刷
标准书号：ISBN 978-7-117-35257-4
定　　价：59.00 元

打击盗版举报电话：010-59787491　E-mail：WQ @ pmph.com
质量问题联系电话：010-59787234　E-mail：zhiliang @ pmph.com
数字融合服务电话：4001118166　E-mail：zengzhi @ pmph.com

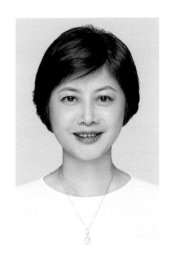

龚 岚,主任医师,教授,博士研究生导师。复旦大学附属眼耳鼻喉科医院眼科行政副主任,眼表疾病学科行政主任。2018 年入选上海市优秀技术带头人,主要学术任职有中华医学会眼科学分会专家会员、中国医师协会眼科医师分会角膜学组委员、海峡两岸医药卫生交流协会眼科学分会泪液和眼表疾病专业组副组长、上海市医学会眼科学分会角膜病学组副组长。致力于眼表疾病的基础和临床研究,主持国家级和省部级课题 10 项,以通信 / 第一作者发表 60 余篇 SCI 论文,作为副主编及编委编撰书籍 5 部,参与制定我国眼表疾病相关专家共识 10 项,申请专利 4 项(获批 2 项),以第一完成人获 2020 年上海市医学科技奖三等奖。

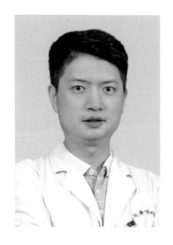

林　通，复旦大学眼科学博士，复旦大学附属眼耳鼻喉科医院主治医师，眼科主任助理。2019 年入选上海市"扬帆计划"，2020 年入选上海市"医苑新星"。致力于眼表疾病的基础和临床研究，作为项目负责人承担国家自然科学基金青年基金项目、上海市青年科技英才"扬帆计划"项目、上海市"医苑新星"青年医学人才培养资助计划项目以及白求恩公益基金干眼诊疗与研究科研项目。作为 Sub-I 参与多中心药物 / 器械临床试验十余项。发表论文 20 余篇，申请发明专利 2 项，参编科普书籍 1 部。曾获上海市医学科技奖三等奖（第三完成人），上海市优秀毕业生，上海市住院医师规范化培训优秀住院医师，汾阳优秀青年医师。

▎"眼表疑难病口袋书"系列总序

2015 年人民卫生出版社推出的"眼表疾病临床系列",赢得了各级医院眼科医生广泛关注和欢迎。为落实《"健康中国 2030"规划纲要》中提出的"实现优质医疗卫生资源配置均衡化,省域内人人享有均质化的疑难病症诊疗服务"的方针,2023 年人民卫生出版社又推出了"眼表疑难病口袋书"系列,旨在促进省市级医院眼科医生疑难病诊治水平的提升。

在秉承实用性宗旨的基础上,本系列具有以下特点:

1. **老中青专家担当主编** 主编队伍既邀请相关领域有突出学术成果的核心专家担任,又吸纳有学术造诣的中青年骨干专家加入,希望能为我国眼表与角膜疾病的中青年专家提供一个学术展示的平台,促进该专业优秀书籍的出版。

2. **聚焦疑难,答疑解惑** 聚焦眼表疑难病,选题方向主要为临床时有遇见,人人都有所了解,但又有不少存疑的病症,譬如,围绕眼睑痉挛编写的《眼睑痉挛》一书(复旦大学附属眼耳鼻喉科医院龚岚教授、林通医师主编);或者临床不常见、在眼表其他疾病鉴别诊断中又十分重要的疑难病症,譬如,围绕眼黏膜类天疱疮编写的《眼黏膜类天疱疮》(哈尔滨医科大学第一附属医院张弘教授、王晶娆医师主编)。

3. **实用易懂,纸数融合** 系列按照"一本小书讲明一个小病"的编写理念,为临床医生答疑解惑,每本 3 万 ~5 万字,且图文并茂、讲解清晰、指导性强,同时配有视频及相关课件,更适应新时代读者的多元化需求。

4. **设计简约,易于携带** 系列的整体设计在简约之中见专业底蕴;选用较小开本,更易于读者携带,方便"随时随地"阅读。

总而言之,"眼表疑难病口袋书"系列是一套临床实用性参考丛书;随着选题范围的不断扩展,期待能有更多的专家参与其中,为广大眼科医生提供更丰富的眼表与角膜疾病相关著作。

"眼表疑难病口袋书"系列计划出版品种

	书　　名
1	《眼睑痉挛》
2	《眼黏膜类天疱疮》
3	《飞秒激光小切口角膜基质透镜取出术并发症及处理精要》
4	《神经营养性角膜病变》
5	《角膜上皮细胞功能障碍》
6	《Steven-Johnson 综合征和移植物宿主病》
7	《眼表化学伤》
8	《羊膜的临床应用》
9	《眼表寄生虫》
10	《衣原体性眼表疾病》
11	《角膜营养不良》
12	《角膜层间感染》
13	《前巩膜炎》

"眼表疑难病口袋书"系列总主编　孙旭光
2023 年 10 月于北京

眼睑痉挛(本书主要讨论原发性眼睑痉挛)是眼科和神经内科交叉学科疾病,临床中眼科医生对其关注度不足,由于其与干眼存在较多相似的症状,在临床中极易被误诊为单纯的干眼,导致患者未得到规范合理的治疗。眼睑痉挛早期易漏诊和误诊,其存在一定的进展性,不及时治疗和控制,部分患者进展至不能直视对话者,不能阅读或看电视,不能单独上街或过马路,其生活质量受到严重影响,甚至产生心理问题,出现自卑或抑郁。因此,编者整合眼科和神经内科的视角,以语言精练、内容实用、小开本便携为特点,编撰了《眼睑痉挛》一书,帮助眼科医生加深对眼睑痉挛的认识,快速掌握眼睑痉挛的临床诊疗原则,规范临床诊疗。

在众多编者的共同努力下,我们参考了国内外医学相关领域的专著及文献,结合团队长期开展眼睑痉挛诊疗的经验和体会,编写完成了本书。本书简要阐述眼睑痉挛的流行病学、病因及发病机制,图文并茂地介绍眼睑痉挛的解剖基础,并通过文字结合视频的方式介绍了眼睑痉挛不同程度的临床表现,以便临床医生在日常门诊中更好地识别出眼睑痉挛,同时阐述了诊断标准、流程、诊断技术以及鉴别诊断。本书特色是通过病例实操演示和配套视频资料介绍了眼睑痉挛的肉毒毒素注射和眼科外科治疗,使得初学者能够对照书中视频直接学习,具有较高的实用性。

本书编写始终遵循科学、简明、实用的原则,编者掌握眼睑痉挛相关临床诊治经验和实践技术,倾力为眼睑痉挛的临床诊治工作提供参考和借鉴,但由于该疾病存在学科交叉性,在诊疗观点和方法上可能存在差异性,有不当之处,也恳请广大读者予以批评指正。

龚　岚　林　通

2023 年 10 月于上海

目录

▌第一章 眼睑痉挛的定义与解剖基础 ················ 1

第一节 眼睑痉挛的定义 ························· 1

第二节 眼睑痉挛相关的解剖基础················ 1

　一、面部表情肌概况 ······················· 2

　二、眶周肌群 ···························· 2

　三、鼻周肌群 ···························· 4

　四、口腔颌面肌群 ························· 6

▌第二章 眼睑痉挛的流行病学、病因及危险因素 ···· 11

第一节 眼睑痉挛的流行病学 ················· 11

第二节 眼睑痉挛的病因 ···················· 12

第三节 眼睑痉挛的危险因素 ················· 13

▌第三章 眼睑痉挛的发病机制················ 17

　一、正常的瞬目反射 ····················· 17

　二、眼睑痉挛中存在瞬目反射 R2 成分的异常 ··· 18

　三、基底节功能异常导致瞬目反射兴奋性增高 ··· 19

　四、眼睑痉挛中的其他神经系统病变 ········· 19

　五、感觉诡计的病理生理机制 ·············· 20

　六、眼睑痉挛与眼部疾病 ················· 20

▍**第四章** **眼睑痉挛的临床表现与诊断** ·········· 22

　一、临床表现与特征 ·········· 22

　二、诊断标准 ·········· 25

　三、诊断流程 ·········· 25

　四、诊断技术 ·········· 26

　五、评价量表 ·········· 27

　六、鉴别诊断 ·········· 31

▍**第五章** **眼睑痉挛的非手术治疗** ·········· 35

　第一节　**肉毒毒素注射治疗** ·········· 35

　　一、肉毒毒素概述 ·········· 35

　　二、适应证和禁忌证 ·········· 38

　　三、注射流程与方法 ·········· 39

　　四、注意事项 ·········· 45

　　五、并发症与处理 ·········· 45

　　六、病例实操演示 ·········· 47

　第二节　**神经内科口服药物治疗** ·········· 51

　第三节　**中医治疗** ·········· 53

　　一、中药治疗 ·········· 53

　　二、针灸治疗 ·········· 54

▍**第六章** **眼睑痉挛的手术治疗** ·········· 59

　第一节　**眼科手术治疗** ·········· 59

　　一、适应证和禁忌证 ·········· 59

　　二、手术方法 ·········· 59

三、注意事项 ···························· 62

四、术后并发症与处理 ···················· 63

五、病例实操演示 ························ 63

第二节　神经外科手术治疗 ···················· 64

一、脑深部电刺激术适应证 ·················· 64

二、脑深部电刺激手术靶点及步骤 ··············· 66

三、脑深部电刺激术治疗的并发症 ··············· 66

数字资源目录

二维码 4-1　视频　临床中典型表现为眨眼频繁的眼睑痉挛患者 ··· 23

二维码 4-2　视频　临床中典型表现为阵发性不自主抽搐的
眼睑痉挛患者 ······················ 23

二维码 4-3　视频　临床中典型表现为睁眼困难的眼睑痉挛患者 ··· 24

二维码 4-4　视频　临床中 Meige 综合征患者症状表现 ········· 25

二维码 4-5　视频　临床中感觉诡计的典型表现 ·············· 25

二维码 5-1　视频　肉毒毒素配制过程演示 ················ 40

二维码 5-2　视频　特发性眼睑痉挛病例 1 患者具体注射
过程演示 ························ 48

二维码 5-3　视频　特发性眼睑痉挛病例 2 患者具体注射
过程演示 ························ 49

二维码 5-4　视频　Meige 综合征患者具体注射过程演示 ·········· 50

二维码 6-1　视频　部分肌切除术联合眼睑皮肤松弛矫正术 ········ 64

第一章

眼睑痉挛的定义与解剖基础

第一节 ▎ 眼睑痉挛的定义

　　眼睑痉挛（blepharospasm，BSP）是一种局灶性、节段性肌张力障碍疾病，以眼轮匝肌和眼部其他肌肉过度活跃而引起不自主闭眼为特征。多为双侧发病，呈进行性进展，女性多见，多在 50 岁以上发病。眼睑痉挛根据病因分为原发性和继发性。继发性眼睑痉挛多见于面肌痉挛，抽动秽语综合征、帕金森病、脑肿瘤及脑血管病，倒睫，睑缘炎和角结膜炎等。原发性眼睑痉挛在临床更为常见，又称为良性特发性眼睑痉挛（benign essential blepharospasm，BEB），该名词于 1895 年首次提出，主要包括不明原因的不自主眼睑痉挛。本书主要讨论的是良性特发性眼睑痉挛。BEB 的临床表现为间歇性或持续性不自主闭眼和眨眼增加，多伴有皱眉、睑裂缩小、上睑下垂、眼睑松弛等，通常在强光下或精神紧张时加重，在平静时或睡眠后缓解。其他还包括精神疾患（焦虑、抑郁等）、睡眠障碍、感觉异常和眼部不适等非运动性症状。严重的持续性眼睑痉挛可导致功能性盲，严重影响患者生活质量。当眼睑痉挛同时合并有口下颌肌张力障碍时，则称为 Meige 综合征，又称为特发性眼睑痉挛 - 口下颌肌张力障碍综合征，多以眼睑痉挛作为首发症状；当合并有颈部肌张力障碍时称为布鲁盖尔综合征或口腔下颌肌张力障碍[1~3]。

第二节 ▎ 眼睑痉挛相关的解剖基础

　　不论是 BEB 还是 Meige 综合征，面部表情肌是主要受累的靶器官，且目前一线的治疗手段肉毒毒素局部注射，也主要针对面部表情肌，因此了解面部表情肌的解剖有助于理解疾病的病理基础、治疗靶点以及相关并发症预防。本章节主要围绕面部表情肌展开。

1

一、面部表情肌概况

面部表情肌起源于骨骼或筋膜,止于皮肤。收缩时会对面部皮肤产生持续的牵引力。人类喜怒哀乐等细微的面部表情,就是由不同组合的表情肌的协同收缩并牵动皮肤来实现的。

面部表情肌是在胚龄第 7 到第 8 周间从第二鳃弓表面的成肌细胞团向颞部、耳部、颈部和下颌骨区伸展,第 8 周晚些时候,在眶下区成肌细胞带形成,在第 9 到第 10 周间表情肌迅速分化,直到第 12 周各组表情肌均可见分布在其确定的位置。

面部表情肌根据解剖位置可分为三组:眶周肌群、鼻周肌群和口腔颌面肌群。

二、眶周肌群

眼眶面部肌肉由三块主要肌肉组成:枕额肌,眼轮匝肌和皱眉肌。除了控制眼睑的运动外,这些肌肉还起到保护眼表的作用。

1. 枕额肌　又称作颅顶肌,是覆盖于颅骨上面的肌肉。由成对的枕肌和额肌,以及中间的帽状腱膜组成。需要注意的是,枕肌及额肌并不是两块独立的肌肉,而是枕额肌的一部分。其中,额肌又称枕额肌额腹,是眶上方面部表情肌的主要来源。

起止点:枕肌起自枕骨,止于帽状腱膜;额肌起自帽状腱膜,止于额部皮肤。

主要作用:枕额肌主要司提眉动作,使前额产生额纹,也可使头皮前后移动。

神经支配:面神经颞支支配额肌,面神经耳后支支配枕肌。

2. 眼轮匝肌　眼轮匝肌呈环形围绕眼裂周围,并延伸到眼睑(图 1-1)。分为睑部、眶部和泪囊部。

起止点:起于额骨的鼻部、上颌骨额突、睑内侧韧带以及泪嵴和泪骨,于眶周、眶隔、眶颞面皮下走行,止于皮肤。

主要作用:睑部和眶部眼轮匝肌主要司闭眼动作,泪囊部眼轮匝肌维持着泪小管对泪液的吸力,形成泪液进入泪囊的泪泵机制。正常眨眼动作时,眼轮匝肌的收缩是主观自愿的,在某些病理状态如眼睑痉挛、面肌痉挛时,眼轮匝肌的收缩有时不受主观意识控制。

神经支配:面神经的颞支和颧支。

3. **提上睑肌**　又称上睑提肌,位于上直肌上方。收缩时提起上睑,表达恐惧、愤怒和震惊的表情。

起止点:起于蝶骨小翼,于上直肌上方走行,沿眶顶延伸至上眼睑;深部肌纤维止于上睑睑板,浅表肌纤维止于上睑皮肤(图1-2)。

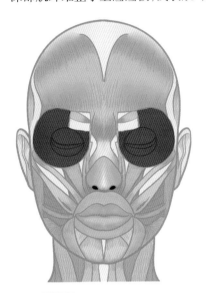

图1-1　眼轮匝肌示意图

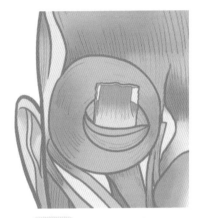

图1-2　提上睑肌示意图

主要作用:提上睑肌的主要作用是上眼睑的收缩和抬高以及睑裂的扩大,司睁眼或瞪眼动作。

神经支配:动眼神经。

4. **皱眉肌**　皱眉肌靠近鼻上方眶缘,是小而窄的锥体形肌肉,位于眼轮匝肌和额肌深面,从眼眶内区到眉内侧皮肤(图1-3)。

起止点:皱眉肌起于眶上嵴的内侧端,止于眶上缘中部上方的皮肤。

主要作用:皱眉,在眉间产生垂直皱纹,又称川字纹(图1-4),川字纹在眼睑痉挛患者中较为常见。

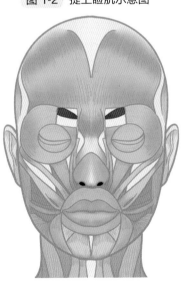

图1-3　皱眉肌示意图

神经支配：面神经颞支。

5. 降眉肌　降眉肌位于眉毛和眼眶之间的眼部区域。部分解剖学专家认为这种肌肉是眼轮匝肌的一部分，而不是单独的肌肉（图1-5）。

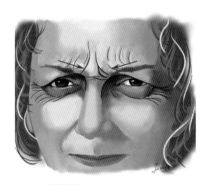

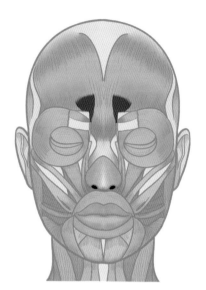

图1-4　川字纹示意图
（红色箭头为皱眉肌收缩方向）

图1-5　降眉肌示意图

起止点：起于眶缘内侧，覆盖鼻骨下部的筋膜，止于眉下和眦间皮肤。

主要作用：压低眉毛。

神经支配：面神经颞支。

三、鼻周肌群

鼻周肌群负责鼻子和周围皮肤的运动。与眼睑痉挛相关的主要有降眉间肌和鼻肌。

1. 降眉间肌　降眉间肌是头部的一小块三角形肌肉，位于眉毛之间的眉间，是鼻部最上方的肌肉（图1-6）。从眉间到鼻软骨和鼻骨沿鼻背垂直延伸的一块面肌。

起止点：降眉间肌起于鼻骨，止于前额的鼻下方。

主要作用：该肌收缩使眉毛往下拉，在鼻子上方产生横向皱纹（图1-7）。

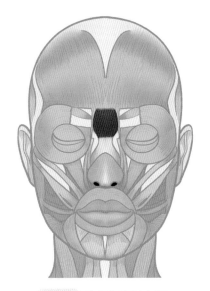

图 1-6　降眉间肌示意图

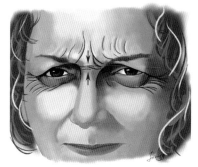

图 1-7　鼻横纹示意图
（红色箭头为降眉间肌收缩方向）

神经支配：面神经的颞支和颧下支。

2. **鼻肌**　也称鼻横肌，是最大的鼻面部肌肉，分为横部和翼部。从鼻软骨中线到鼻翼部皮肤。该肌主要控制鼻孔开大与缩小（图 1-8）。

起止点：起源于上颌骨。横部与横跨鼻背的腱膜相连，翼部附着在鼻骨骼的鼻翼软骨上。

主要作用：横部压迫缩小鼻孔，翼部打开鼻孔。

神经支配：面神经颊支。

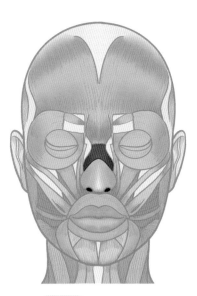

图 1-8　鼻肌示意图

5

四、口腔颌面肌群 //

口腔肌肉负责嘴唇和嘴的运动。这组肌肉包括提上唇鼻翼肌,提上唇肌,口轮匝肌,颊肌,降口角肌,提口角肌,笑肌,颧大肌和颧小肌,下唇降肌,颏肌。

1. 提上唇鼻翼肌　提上唇鼻翼肌主要附着于鼻翼软骨及其上的皮肤(图 1-9),可以扩大鼻孔,提升上唇,做出鄙夷或咆哮等表情动作。

起止点:提上唇鼻翼肌起于上颌骨额突,有两个止点,一支止于颞侧鼻翼皮肤,一支止于鼻侧上唇皮肤。

主要作用:提上唇鼻翼肌收缩使鼻孔扩张,并抬高鼻翼和上唇。主要形成咆哮时的面部表情。

神经支配:面神经颧支。

2. 提上唇肌　起自上颌骨眶下方,位于靠近口腔开口的上唇上方(图 1-10)。

起止点:提上唇肌起于上颌骨眶下缘,止于上唇皮肤。

主要作用:提起上唇。

神经支配:面神经颊支。

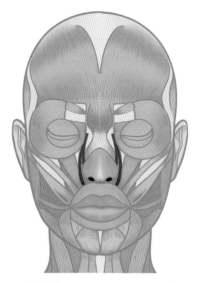

图 1-9　提上唇鼻翼肌示意图

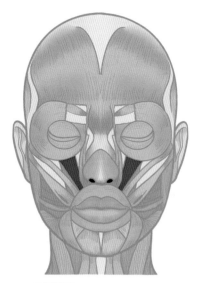

图 1-10　提上唇肌示意图

3. 口轮匝肌　口轮匝肌是环绕口裂的环形肌,与口唇黏膜及口唇皮肤紧密相连(图 1-11)。

起止点:口轮匝肌起于口周皮肤和肌肉,止于嘴唇的皮肤和黏膜。

主要作用:闭嘴及噘嘴动作。

神经支配:面神经颊支。

4. 颊肌　颊肌参与形成脸颊前部和口腔前庭侧壁,是一块薄薄的四边形肌肉,位于上颌骨和下颌骨之间(图 1-12)。

起止点:起于上颌骨和下颌骨牙槽突,止于嘴角,与口轮匝肌纤维混合。

主要作用:将口角向外侧拉,使脸颊紧贴牙齿,减少口腔前庭。

神经支配:面神经颊支。

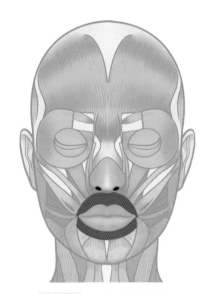 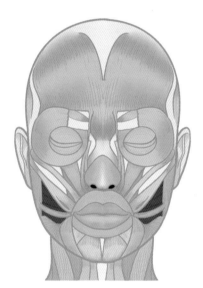

图 1-11　口轮匝肌示意图　　　　图 1-12　颊肌示意图

5. 降口角肌　降口角肌位于口轮匝肌颞下方,收缩时将嘴的角度往下拉(图 1-13)。过度活跃会导致口角下垂,给人一种悲伤、疲惫,甚至愤怒的感觉。

起止点:起于下颌骨的基部,止于嘴角皮肤。

主要作用:收缩时向下牵拉嘴角。

神经支配:面神经下颌缘支。

6. 提口角肌　提口角肌位于上唇上方,靠近口腔开口(图 1-14)。与降口角肌相反,提口角肌使嘴的角度上升。

起止点:起于尖牙窝,止于嘴角皮肤。

主要作用:抬起嘴巴的角度。

神经支配:面神经颊支。

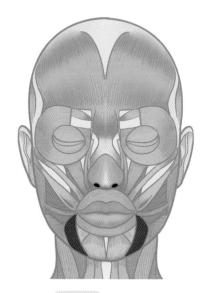

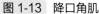

图 1-13　降口角肌

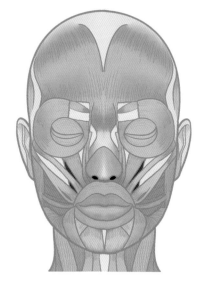

图 1-14　提口角肌示意图

7. 笑肌　笑肌位于口腔开口外侧,也是面部表情肌的一种(图 1-15)。笑肌将嘴的角度向外侧拉。

起止点:起于咬肌筋膜,止于嘴角皮肤。

主要作用:颞侧拉伸嘴角。

神经支配:面神经颊支。

8. 颧大肌　颧大肌延伸于颧骨和嘴角之间(图 1-16)。肌肉收缩时面部展现微笑表情。

起止点:起于颧骨颞侧面,止于嘴角皮肤。

主要作用:向颞上方拉伸嘴角。

神经支配:面神经颧支和颊支。

9. 颧小肌　颧小肌位于颧大肌鼻上方,属于唇部上提肌(图 1-17)。

起止点:起于颧骨颞侧面,止于上唇外侧皮肤。

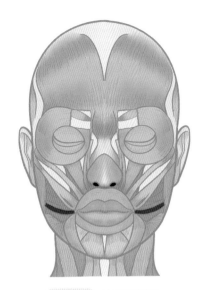

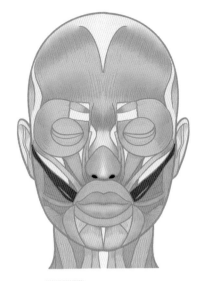

图 1-15　笑肌示意图　　　　　图 1-16　颧大肌示意图

主要作用：将上唇向后、向上、向外侧拉伸,加深并抬高鼻唇沟。

神经支配：面神经颊支。

10. 降下唇肌　又称下唇方肌,位于下巴的区域下唇下方(图 1-18),向下和向前拉伸下唇。

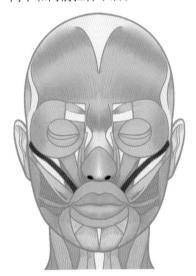

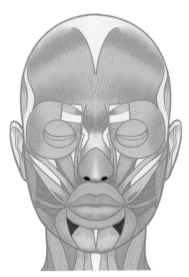

图 1-17　颧小肌示意图　　　　图 1-18　降下唇肌示意图

起止点：起于下颌基部，止于下唇皮肤。

主要作用：向下、向前拉伸下唇。

神经支配：面神经下颌缘支。

11．颏肌　颏肌是位于颏部的两块肌肉，可以使下唇靠近牙龈，也可使下唇前伸（图 1-19）。过度收缩会让下巴变短，下巴皮肤橘皮样变。

起止点：起于下颌尖窝，止于颏部皮肤。

主要作用：下唇前伸，过度收缩时下巴变短。

神经支配：面神经下颌缘支。

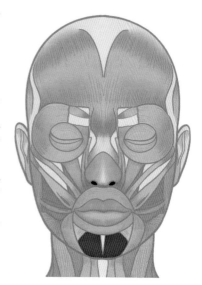

图 1-19　颏肌示意图

参考文献

［1］ FERRAZZANO G, BERARDELLI I, CONTE A, et al. Motor and non-motor symptoms in blepharospasm: clinical and pathophysiological implications [J]. Journal of neurology, 2019, 266 (11): 2780-2785.

［2］ YANG P, KO A C, KIKKAWA D O, et al. Upper eyelid blepharoplasty: evaluation, treatment, and complication minimization [J]. Seminars in plastic surgery, 2017, 31 (1): 51-57.

［3］ 罗丽华, 王康, 韩燕飞, 等. 良性特发性眼睑痉挛的研究进展 [J]. 国际眼科杂志, 2016, 16 (10): 3.

第二章

>>>

眼睑痉挛的流行病学、病因及危险因素

第一节 ▎眼睑痉挛的流行病学

　　眼睑痉挛的全世界发病率为 16/1 000 000~133/1 000 000,并且因地域的不同而有所差异。在美国与欧洲,眼睑痉挛的发病率分别为13/1 000 000~130/1 000 000 和 36/1 000 000~133/1 000 000;而在亚洲,眼睑痉挛的发病率为 16/1 000 000~100/1 000 000。我国眼睑痉挛的发病率约为 23/1 000 000,在肌张力障碍疾病中仅次于面肌痉挛。但由于眼睑痉挛误诊率高,治疗手段有限,大部分基于接受治疗的眼睑痉挛患者的流行病学调查结果可能低于实际患病率,我国眼睑痉挛患者平均在发病后 2 年左右才得以确诊。目前为止,意大利为报道眼睑痉挛发病率最高的国家,约为 133/1 000 000,甚至高于亨廷顿舞蹈病、重症肌无力等较为常见的神经系统疾病。眼睑痉挛通常被认为比喉痉挛或者手痉挛更为常见,但其与颈部痉挛的国际流行趋势并不一致,据报道,眼睑痉挛在意大利与日本比颈部痉挛更为常见,而在美国与欧洲比颈部痉挛少见。眼睑痉挛可作为 Meige 综合征的眼型,Meige 综合征中 2%~20% 可仅表现为孤立的眼睑痉挛。眼睑痉挛的发病年龄高峰为 50~70 岁,平均年龄为 55 岁,但随着现代生活方式的改变,眼睑痉挛逐渐趋于年轻化。眼睑痉挛在女性中更为常见,患病男女比例约为 1 : 2.3,更年期被认为可能是女性原发性眼睑痉挛发病的诱因。少数眼睑痉挛患者伴有家族疾病史,约 10% 的直系或旁系亲属患有 Meige 综合征或其他类型的肌张力障碍疾病[1~7]。

第二节 │ 眼睑痉挛的病因

眼睑痉挛的确切病因尚不明确,许多潜在病因机制已被提出。所涉及的病因可分为几类:遗传、代谢、神经功能和结构等异常,这些机制并不相互排斥,而多数学者认为本病由多个病因共同作用引起。

(一)遗传学说

尽管眼睑痉挛是散发性疾病,但许多证据表明其发病可能与遗传因素有关。高达 25% 的眼睑痉挛患者有一个或多个家庭成员患有肌张力障碍。然而,有学者认为眼睑痉挛的遗传方式并不是孟德尔遗传。近年来研究报道的鸟嘌呤核苷酸结合蛋白(guanine nucleotide binding protein,GNAL)、Anoctamine 3(ANO3)、微管蛋白 β 4A(tubulin beta 4A,TUBB4a)、相互作用的锌指蛋白 1(interacting zinc finger protein 1,CIZ1)等基因的突变是成人发病的肌张力障碍的遗传原因,眼睑痉挛作为局限性肌张力障碍的一种类型,有学者推测可能与遗传有关[8]。眼睑痉挛的患者进行基因测序发现,耐扭蛋白家族 2A(torsin 2A,TOR2A)和受体表达增强蛋白 4(receptor expression-enhancing protein 4,REEP4)两个基因可能是眼睑痉挛的直接致病基因[9],但确切机制仍然需要后续研究。

(二)代谢学说

代谢异常是眼睑痉挛的另一个重要的原因。有证据表明细胞色素 P450 的变异与眼睑痉挛具有密切关系[10]。神经影像学的研究也支持眼睑痉挛的患者在脑部代谢存在异常的观点。应用正电子发射计算机断层显像扫描后发现,与清醒状态下的眼睑发生不自主运动时相比,眼睑痉挛组的患者小脑和脑桥表现出高代谢。在睡眠期间运动抑制时,眼睑痉挛患者控制眼睑运动的皮层表现出低代谢[11]。此外,神经影像学方法观察发现眼睑痉挛组患者的双侧前壳核和后壳核的葡萄糖代谢亢进[12]。这些证据提示脑部以及全身的异常代谢活动与眼睑痉挛有关。

(三)神经功能异常学说

三叉神经瞬目反射(trigeminal blinking reflex,TBR)是一种生理反应,包括两个阶段:早期反射 R1 和晚期反射 R2。与健康受试者相比,眼睑痉挛患者的瞬目反射的 R2 期神经强度更为强烈[13]。同样,由于存在刺激眼轮匝肌的神经反射,也存在抑制提上睑肌的神经反射。提上睑肌抑制反射也由两个阶段组成:SP1 期和 SP2 期,后者比前者更强烈,持续时间更长。在健康受试者中,提上睑肌抑制反射与眼轮匝肌的作用同步发生。有学者认为上睑提肌抑制反射的病理反应也在眼睑痉挛的病理生理学中起了一定的作用,但具体机制尚不清楚[14]。

功能性磁共振成像也已用于评估眼睑痉挛的患者。与健康受试者相比,发现前视觉皮层、丘脑、前扣带皮层、初级运动皮层和小脑上层在自愿和非自愿眨眼时表现出异常的激活[15]。通过对静息状态的功能性磁共振成像数据进行分析后,提出了一种基于大脑皮质 - 纹状体 - 苍白核 - 丘脑环异常神经环路假说,进一步揭示了眼睑痉挛可能起源于基底神经节回路的功能障碍[16]。

有研究表明多巴胺能神经异常也在眼睑痉挛的发病机制中起作用。肌张力障碍患者的多巴胺 D2 样受体与放射性配体结合度降低[17]。整个纹状体区域的多巴胺 D2 结合度减少,这种纹状体多巴胺配体缺陷是眼睑痉挛的可能病因[18]。

第三节 ▎眼睑痉挛的危险因素

(一) 环境因素

环境因素为眼睑痉挛发病的重要因素,尤其是阳光暴露以及光刺激。因此,低纬度居住人群眼睑痉挛发病率明显高于高纬度居住人群[19]。此外,光刺激也被认为是眼睑痉挛的危险因素之一,在特定波长的光刺激下,眼睑痉挛患者的眨眼频率明显增高,在配戴遮光镜片后可以缓解相关症状[20]。

(二) 视频终端的使用

近年来随着科技的进步,各种类型的视频终端在日常生活中出现和使用。对于视频终端的使用和眼睑痉挛相关关系的研究表明,视频终端设备的使用导致患眼睑痉挛的风险增加[21]。

(三) 精神疾病与心理状况

眼睑痉挛的患者可以出现焦虑、抑郁、精神分裂等精神症状,12%~71% 的肌张力障碍患者在一生中都患有抑郁症和焦虑症,这些症状常常在发病前或者在疾病初期即可出现。强迫症、抑郁症和焦虑症等精神疾病的患者患眼睑痉挛的风险将显著增加,并且肌张力障碍患者的抑郁和焦虑发病率显著高于对照组[22]。此外,在女性人群中,精神障碍和眼睑痉挛之间的关联度更为显著。与体力劳动密集型工作相比,精神上更加紧张的工

(四)睡眠障碍

尽管眼睑痉挛的病理生理学和神经解剖学尚未阐明,但越来越多的证据表明,40%~70% 的眼睑痉挛和颈肌张力障碍的患者存在睡眠障碍。其可能的机制是由于睡眠障碍与运动的大脑区域相同,例如基底神经节发生相关的病理改变导致的。

(五)眼部疾病

眼睑痉挛患者常常伴有一系列的眼部症状,例如灼热、干燥或异物感等,40%~60% 的眼睑痉挛患者在发病前或发病时出现上述眼部症状。此外,眼前段疾病(如睑缘炎、结膜炎、角膜炎)与发生眼睑痉挛的风险增加之间存在关联,因为当眼部症状得到适当控制后眼睑痉挛会有所改善。在易患眼睑痉挛的个体中,神经系统可能会失去调节三叉神经回路的能力,导致眼睑闭合和三叉神经过度兴奋的不自主痉挛。异常瞬目反射恢复周期导致眼轮匝肌痉挛发展[23]。

(六)高血压和高脂血症

眼睑痉挛患者和健康对照人群比较发现,两组高血压和高脂血症的发生率有显著差异。高血压和高脂血症与眼睑痉挛有显著相关性,相比女性人群,在男性人群中相关性更强。虽然确切病理生理学仍然未知,但有证据表明高血压和高脂血症可能导致大脑某些区域的神经网络障碍,从而出现面部肌肉不自主痉挛。此外,高脂血症可以导致动脉粥样硬化、脑血管疾病和脂肪肝疾病的基础代谢紊乱。神经影像学显示甘油三酯水平与脑血流量呈反比关系,可能影响中枢神经系统的结构和功能作用。此外,许多研究表明,急性应激会导致总胆固醇和低密度脂蛋白(LDL)浓度增加。有些研究发现对急性精神压力的脂质反应与空腹血脂水平之间存在关联。虽然需要进一步的研究来阐明眼睑痉挛和高脂血症之间关联背后的确切机制,但我们假设压力大的生活方式或工作可能会导致高脂血症,进而导致脑血流量减少,损害大脑中与病理生理学重叠的区域。

(七)基因多态性

一系列临床遗传研究表明,基因多态性是眼睑痉挛的危险因素之一。脑源性神经营养因子(*BNDF*)基因的 rs6265 多态性是眼睑痉挛的危险因素,神经突触可塑性受 *BNDF* 的影响,基因多态性的改变可能会影响突触可塑性,并可能参与肌张力障碍的发生发展,亦证实了基因多态性对眼睑痉挛疾病发病的重要作用[24]。此外,耐扭蛋白 1A(*TOR1A*)

基因的多态性也是眼睑痉挛的危险因素，*TOR1A* 编码蛋白 torsin A，此基因在脑中各部位广泛表达，特别是在中脑灰质区[25]。

参考文献

［1］ TITI-LARTEY O A, PATEL B C. Benign essential blepharospasm [M]. Treasure Island (FL): StatPearls Publishing LLC, 2022.

［2］ MA H, QU J, YE L, et al. Blepharospasm, oromandibular dystonia, and Meige syndrome: clinical and genetic update [J]. Frontiers in neurology, 2021, 12: 630221.

［3］ SUN Y, TSAI P J, CHU C L, et al. Epidemiology of benign essential blepharospasm: a nationwide population-based retrospective study in Taiwan [J]. PloS one, 2018, 13 (12): e0209558.

［4］ NAKASHIMA K, KUSUMI M, INOUE Y, et al. Prevalence of focal dystonias in the western area of Tottori Prefecture in Japan [J]. Official Journal of the Movement Disorder Society, 1995, 10 (4): 440-443.

［5］ DEFAZIO G, LIVREA P. Epidemiology of primary blepharospasm [J]. Official Journal of the Movement Disorder Society, 2002, 17 (1): 7-12.

［6］ JAHNGIR M U, AMEER M A, PATEL B C. Meige Syndrome [M]. Treasure Island (FL): StatPearls Publishing LLC, 2022.

［7］ FANG X B, XIE M S, SONG Z B, et al. Long-term treatment of blepharospasm with botulinum toxin A: a service-based study over a 16-year follow-up in southern China [J]. Official Journal of the Italian Neurological Society and of the Italian Society of Clinical Neurophysiology, 2020, 41 (3): 645-652.

［8］ DEFAZIO G, HALLETT M, JINNAH H A, et al. Blepharospasm 40 years later [J]. Mov Disord, 2017, 32 (4): 498-509.

［9］ HAMMER M, ABRAVANEL A, PECKHAM E, et al. Blepharospasm: a genetic screening study in 132 patients [J]. Parkinsonism Relat Disord, 2019, 64: 315-318.

［10］ SIOKAS V, KARDARAS D, ALOIZOU A M, et al. CYP1A2 rs762551 and ADORA2A rs5760423 polymorphisms in patients with blepharospasm [J]. J Mol Neurosci, 2020, 70 (9): 1370-1375.

［11］ HUTCHINSON M, NAKAMURA T, MOELLER J R, et al. The metabolic topography of essential blepharospasm: a focal dystonia with general implications [J]. Neurology, 2000, 55 (5): 673-677.

［12］ SUZUKI Y, KIYOSAWA M, WAKAKURA M, et al. Glucose hypermetabolism in the thalamus of patients with drug-induced blepharospasm [J]. Neuroscience, 2014, 263: 240-249.

［13］ JANKOVIC J, HAVINS W E, WILKINS R B. Blinking and blepharospasm. Mechanism, diagnosis, and management [J]. Jama, 1982, 248 (23): 3160-3164.

［14］ ARAMIDEH M, ONGERBOER DE VISSER B W, DEVRIESE P P, et al. Electromyographic features of levator palpebrae superioris and orbicularis oculi muscles in blepharospasm [J]. Brain, 1994, 117 (Pt 1): 27-38.

［15］ BAKER R S, ANDERSEN A H, MORECRAFT R J, et al. A functional magnetic resonance imaging study in patients with benign essential blepharospasm [J]. J Neuroophthalmol, 2003, 23 (1): 11-15.

［16］ ZHOU B, WANG J, HUANG Y, et al. A resting state functional magnetic resonance imaging study of patients with benign essential blepharospasm [J]. J Neuroophthalmol, 2013, 33 (3): 235-240.

［17］ PERLMUTTER J S, STAMBUK M K, MARKHAM J, et al. Decreased [18F] spiperone binding in putamen in idiopathic focal dystonia [J]. J Neurosci, 1997, 17 (2): 843-850.

［18］ HORIE C, SUZUKI Y, KIYOSAWA M, et al. Decreased dopamine D receptor binding in essential blepharospasm [J]. Acta Neurol Scand, 2009, 119 (1): 49-54.

［19］ MOLLOY A, WILLIAMS L, KIMMICH O, et al. Sun exposure is an environmental factor for the development of blepharospasm [J]. J Neurol Neurosurg Psychiatry, 2016, 87 (4): 420-424.

［20］ WU Y, CHO H J, PANYAKAEW P, et al. Effect of light on blinking in patients with idiopathic isolated blepharospasm [J]. Parkinsonism Relat Disord, 2019, 67: 66-71.

［21］ BALI J, NAVIN N, THAKUR B R. Computer vision syndrome: a study of the knowledge, attitudes and practices in Indian ophthalmologists [J]. Indian J Ophthalmol, 2007, 55 (4): 289-294.

［22］ KUYPER D J, PARRA V, AERTS S, et al. Nonmotor manifestations of dystonia: a systematic review [J]. Mov Disord, 2011, 26 (7): 1206-1217.

［23］ CONTE A, BERARDELLI I, FERRAZZANO G, et al. Non-motor symptoms in patients with adult-onset focal dystonia: Sensory and psychiatric disturbances [J]. Parkinsonism Relat Disord, 2016, 22 Suppl 1: S111-114.

［24］ SIOKAS V, KARDARAS D, ALOIZOU A M, et al. BDNF rs6265 (Val66Met) polymorphism as a risk factor for blepharospasm [J]. Neuromolecular Med, 2019, 21 (1): 68-74.

［25］ DEFAZIO G, MATARIN M, PECKHAM E L, et al. The TOR1A polymorphism rs1182 and the risk of spread in primary blepharospasm [J]. Mov Disord, 2009, 24 (4): 613-616.

第三章

眼睑痉挛的发病机制

眼睑痉挛是一种局灶性肌张力障碍,属于神经系统疾病,但其具体的发病机制目前仍不十分明确。其中,较为经典的一种理论认为:眼睑痉挛是基底神经节异常造成的"三叉神经瞬目环路易化"。该理论包含两个主要部分:①三叉神经通路参与瞬目反射,其兴奋性增高导致瞬目反射易化,在外界刺激下导致眼睑痉挛;②基底神经节异常降低了对三叉神经瞬目环路的抑制,这是导致瞬目环路易化的原因[1]。

除了上述经典的基底神经节异常理论,近年来随着医学影像技术的发展,发现了诸多眼睑痉挛中异常激活的脑区,提出了眼睑痉挛的发病机制不仅涉及基底节异常,还包括了大脑皮层、皮层下、丘脑和小脑等诸多核团的失调。了解眼睑痉挛的发病机制有助于更深入地理解其发病原因、临床表现及治疗对策。

一、正常的瞬目反射

眼睑痉挛的发病机制与瞬目反射通路(blink reflex)有关。瞬目动作主要由眼轮匝肌完成,其受到面神经支配:当皮肤黏膜感受器受到外部刺激后,三叉神经通路接收躯体感觉信号,并将信号投射至运动核团,引起眼轮匝肌收缩并完成瞬目。

临床上常用电刺激眶上神经来诱发瞬目反射,即得到患者的眼肌肌电图,发现瞬目反射通路主要包含两种成分:早期反射 R1 和晚期反射 R2。R1 是一种少突触反射,出现在受刺激侧,其具体传导通路为:神经冲动沿三叉神经传入至三叉神经脑桥核,随后投射至面神经核,面神经分支支配眼轮匝肌而引起瞬目。而 R2 是一种多突触反射,信号冲动沿三叉神经脊束下行至延髓,经过脑干网状结构中间神经元的多突触通路后,再上行投射至同侧及对侧面神经核,所以 R2 反射同时出现在双侧(图 3-1)。相比 R1,R2 成分的传导通路中多了与脑干网状结构的联系。

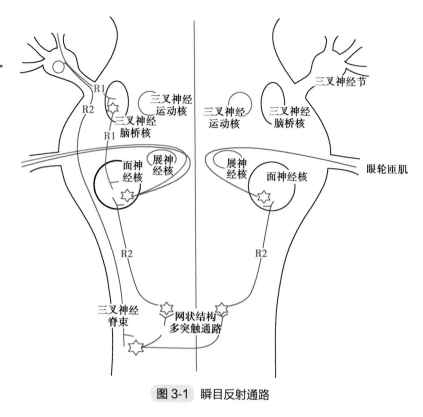

图 3-1　瞬目反射通路

二、眼睑痉挛中存在瞬目反射 R2 成分的异常

　　在眼睑痉挛患者中,可以观察到瞬目反射 R2 成分的异常,表现为 R2 波幅增高和 R2 的恢复周期延长,即 R2 的"去抑制化";而 R1 成分并没有显著变化[2]。结合 R2 和 R1 神经传导通路的解剖学差异,推测脑干中间神经元异常可能参与眼睑痉挛。而脑干中间神经元异常是由基底神经节功能异常导致的。

　　另外,眼睑痉挛中 R2 成分的异常不会随着肉毒毒素治疗而缓解:肉毒毒素通过阻滞末端的神经肌肉接头而麻痹眼轮匝肌,而对眼睑痉挛中缩短的 R2 恢复周期无影响[3],意味着改善眼轮匝肌的痉挛动作不能恢复正常的瞬目环路,表明是瞬目环路的异常导致了眼睑痉挛,而不是眼肌痉挛使测得的 R2 出现异常。这是异常的瞬目反射引起眼睑痉挛的重要依据。

三、基底节功能异常导致瞬目反射兴奋性增高

基底神经节是大脑皮层下的一组神经核团,还包括如中脑黑质等功能上与基底节密切相关的核团。基底节是皮质下与皮质构成神经环路的重要部分,负责躯体运动的调控和策划,帕金森病就是一种经典的与基底神经节损伤有关的疾病:黑质多巴胺能神经元的变性削弱了黑质-纹状体投射系统的功能,使皮层对运动的发动受到抑制,从而出现运动减少和动作迟缓。眼睑痉挛的发病亦和基底节有关:基底节异常导致了 R2 的去抑制化。

基底神经节主要通过两种通路影响三叉神经瞬目环路:①基底神经节抑制性投射至丘脑,通过下行皮质投射调节瞬目环路;同时,基底神经节抑制性投射至上丘脑(SC),通过顶盖网状投射系统调节瞬目环路[4];②黑质网状部抑制性投射至上丘脑,上丘脑投射至中缝大核(NRM),中缝大核抑制性投射至脑干中间神经元调节瞬目环路[5]。眼睑痉挛中,基底节黑质致密部(SNc)的多巴胺能神经元缺失,通过上述通路,使脑干中间神经元兴奋性增高,导致三叉神经瞬目环路易化产生眼睑痉挛。在眼睑痉挛患者中观察到的多巴胺受体的异常也支持基底节功能异常是眼睑痉挛的发病机制[6]。

四、眼睑痉挛中的其他神经系统病变

除了上述传统的"三叉神经瞬目环路易化"学说,越来越多的病理生理学和影像学证据表明眼睑痉挛的发病机制除了基底节异常外,还包括多个皮层脑区、丘脑和小脑的异常。与其他局灶性肌张力障碍一样,眼睑痉挛的发病机制并非一个单一而明确的理论。

眼睑痉挛中存在异常活跃的皮层环路。通过功能磁共振等影像学手段[7],发现眼睑痉挛患者对比健康人,在同样的瞬目动作中,前视觉皮层、初级运动皮层、丘脑中部、小脑上部等多个脑区激活程度高于对照组;而辅助运动区、感觉运动区、扣带回等均出现了活性减低,导致部分皮质的抑制效应降低,产生了瞬目时眼轮匝肌活动的过强。另外,眼睑痉挛中还存在感觉运动整合异常:感觉运动整合是指中枢神经系统将多种感觉信息有选择性地整合并产生运动,顶叶皮质、颞叶皮质、额上回、扣带回、中央后回等部均参与感觉运动的整合,而眼睑痉挛患者中也发现了这些感觉运动整合重要节点的异常。

五、感觉诡计的病理生理机制

感觉诡计(sensory trick)是局灶性肌张力障碍患者特征性的现象:病灶邻近躯体的感觉或本体感觉的感觉信号能够改善肌张力障碍的症状。眼睑痉挛患者亦有感觉诡计表现,即触摸面部可以改善眼睑痉挛的症状。感觉诡计通过给予面部三叉神经传入神经信号,从而对眼睑痉挛的动作产生影响,是眼睑痉挛中存在神经系统病变的重要依据。在感觉诡计发生期间,瞬目反射中 R2 部分的波幅明显减低,导致眼睑痉挛动作减轻。感觉诡计具体的机制仍不明确,可能与通过面部感觉刺激产生突触前抑制效应有关[8]。同时,感觉诡计也被认为是感觉运动整合异常的临床表现:正常情况下,触摸额头、面颊等这些部位并不会影响眼轮匝肌的运动。而在病理状态下,脑部对传入感觉整合的异常会影响运动皮质的执行,这也是在感觉诡计中面部的触觉会引起眼轮匝肌痉挛运动改变的原因。感觉诡计作为眼睑痉挛的特征之一,对临床的诊断和鉴别诊断具有重要价值。

六、眼睑痉挛与眼部疾病

临床上,眼睑痉挛与眼部疾病有密切关联,临床上常能观察到眼部疾病先于眼睑痉挛出现。通常认为,神经系统病变是眼睑痉挛的基础,而眼部疾病则是眼睑痉挛的诱因。研究人员通过使用毒素 6-OHDA 造成基底节黑质多巴胺能神经元破坏,引起三叉神经介导的瞬目反射环路兴奋性增高;同时破坏部分面神经使部分眼轮匝肌暂时失去神经支配造成眼部暴露而产生刺激,即出现了类似眼睑痉挛的症状,并且此症状在面神经充分再生及眼部症状消失后持续存在。该实验证明基底节病变导致了三叉神经瞬目环路的兴奋性增高,在此基础上的眼部刺激就会导致眼睑痉挛[9]。而也有观点将眼部疾病先于眼睑痉挛出现归因于"感觉运动整合异常"现象:局灶性肌张力障碍患者在运动症状发生前的数周,常有异常的躯体感觉。体现在眼睑痉挛中则是在眼轮匝肌痉挛前先出现为眼部的不适感。眼睑痉挛与眼部疾病互相影响,密不可分,将在后续章节中展开论述。

［1］ MARSDEN C D. Blepharospasm-oromandibular dystonia syndrome (Brueghel's syndrome). A variant of adult-onset torsion dystonia？J Neurol Neurosurg Psychiatry, 1976, 39 (12): 1204-1209.

［2］ CONTE A, DEFAZIO G, FERRAZZANO G, et al. Is increased blinking a form of blepharospasm？Neurology, 2013, 80 (24): 2236-2241.

［3］ CONTE A, FABBRINI G, BELVISI D, et al. Electrical activation of the orbicularis oculi muscle does not increase the effectiveness of botulinum toxin type A in patients with blepharospasm. Eur J Neurol, 2010, 17 (3): 449-455.

［4］ BASSO M A, POWERS A S, EVINGER C. An explanation for reflex blink hyperexcitability in Parkinson's disease Ⅰ. Superior colliculus. J Neurosci, 1996, 16 (22): 7308-7317.

［5］ BASSO M A, EVINGER C. An explanation for reflex blink hyperexcitability in Parkinson's disease Ⅱ. Nucleus raphe magnus. J Neurosci, 1996, 16 (22): 7318-7330.

［6］ MISBAHUDDIN A, PLACZEK M R, CHAUDHURI K R, et al. A polymorphism in the dopamine receptor DRD5 is associated with blepharospasm. Neurology, 2002, 58 (1): 124-126.

［7］ BAKER R S, ANDERSEN A H, MORECRAFT R J, et al. A functional magnetic resonance imaging study in patients with benign essential blepharospasm. J Neuroophthalmol, 2003, 23 (1): 11-15.

［8］ GÓMEZ-WONG E, MARTÍ M J, TOLOSA E, et al. Sensory modulation of the blink reflex in patients with blepharospasm. Arch Neurol, 1998, 55 (9): 1233-1237.

［9］ SCHICATANO E J, BASSO M A, EVINGER C. Animal model explains the origins of the cranial dystonia benign essential blepharospasm. J Neurophysiol, 1997, 77 (5): 2842-2846.

第四章

>>>

眼睑痉挛的临床表现与诊断

一、临床表现与特征

本书主要讨论的是良性特发性眼睑痉挛,与继发于面神经瘫痪的面神经痉挛、癔病以及脑部肿瘤、血管病变等引起的继发性眼睑痉挛相区分[1]。眼睑痉挛为眼睑阵发性不自主痉挛、强制性收缩或不自主眨眼及闭合。精神紧张、劳累、强光、情绪不佳时眼睑痉挛可诱发或加重,常为双侧病变,呈进行性进展。平均发病年龄 55 岁,多发病于 50 岁后[2]。女性患者为主,患者中 2/3 为女性。

眼睑痉挛最典型为眼轮匝肌的不自主抽搐,此外眼轮匝肌痉挛性收缩也可引起眼睑不自主的闭合,因此也可以表现为眨眼频率增加或睁眼困难。约 25% 患者可以单侧眼睑痉挛起病后,逐渐发展为双侧。患者的症状可能需要数年的时间才恶化,而且在一些患者中只会出现部分进展,也可能停滞于任何阶段[3]。自行缓解很少见,一般在发病后最开始的 5 年内发生。

1. 眨眼次数增多 眼睑痉挛的患者眨眼次数显著高于正常人群。既往研究观察对比健康人群及眼睑痉挛患者时发现,在对话过程中约 76% 的眼睑痉挛患者较平静状态时眨眼次数减少,而健康对照组中 74% 谈话时眨眼较平静状态增多。这种不同寻常的眨眼模式与眼睑痉挛患者"感觉诡计"的临床表现相符合("感觉诡计"具体可见后文详细介绍)。虽然不少医生及文献报道认为眨眼频率增高是眼睑痉挛的早期表现[3],或是一种不完全的眼睑痉挛。但对单纯眨眼增多而无眼轮匝肌痉挛的患者进行电极刺激时,并不存在如眼轮匝肌痉挛患者一样的改变。因此也有研究者对眨眼增加是否应该归纳入眼睑痉挛诊断抱有疑问。

目前眨眼频率的诊断值也并不统一。自主眨眼的频率在婴儿期是非常低的,随着儿童时期逐渐增长,一般在 7~8 岁达到巅峰,然后在进入成年时期后稍有减少,并达到稳定。通常来说,基础性的自发眨眼频率为 12~20 次 /min(大约 3~5s 一次)[4]。有研究者认为以 27 次 /min 的眨眼频率作为诊断指标,可获得最优化的灵敏度及特异度[5]。但后续发布的研究又提出以 15.6 次 /min 作为区分眼睑痉挛患者及健康人群的诊断指标时,灵敏度及特异度均可达 80%[6]。研究者提出临床实践中可以选择以超过 16 次 /min 的眨眼频率作为诊断的截点,并被应用于诊断流程中(详见本章诊断流程)。具体的诊断数值,还有待更大样本量的研究进行确认。

二维码 4-1　视频
临床中典型表现为眨眼频繁的眼睑痉挛患者

2. 阵发性不自主抽搐　眼轮匝肌的阵发性不自主抽搐,是一种间歇性、阵发性不自主痉挛性眼睑肌肉收缩。患者表现为短暂或持续性的睑裂缩窄或闭合。一次抽搐短则数秒,长至十余分钟,间隙期长短不定。需要集中患者注意力的行为,可以缩短抽搐的发作持续时间及频率。发作严重患者整天抽搐不停,常在疲倦、精神紧张、自主运动时加重。目前尚不清楚不同的抽搐类型,是源自疾病病程的发展还是因为不同人群类型有不同表现[2]。

二维码 4-2　视频
临床中典型表现为阵发性不自主抽搐的眼睑痉挛患者

3. 睁眼困难　眼睑痉挛患者常主诉双眼睑发沉,或短时间内无法重新睁开眼睛,常常在注视人物时出现。这是因为眼睑痉挛患者除了眼轮匝肌的痉挛外,还可合并有额肌的收缩。睁眼困难主要是睑部的眼轮匝肌不自主的强直性收缩抵抗了眼睑的再张开。出现持续性的眼睑闭合,使患者不能直视对话者,不能阅读或看电视,不能单独上街或过马路,甚至出现功能性视觉盲。

二维码 4-3　视频
临床中典型表现为睁眼困难的眼睑痉挛患者

4. 其他合并症状

(1) 干眼及畏光：22%~57% 眼睑痉挛患者伴发干眼相关症状[2]。眼干、畏光、沙粒感、异物感、功能性视物模糊。此外眼睑痉挛的患者会比正常人群更畏光，光线不只引起不适，还参与了眼睑的痉挛。研究显示光照强度及波长范围都与畏光相关。眼睑痉挛患者对光不适的敏感性阈值显著低于健康人，与偏头痛患者相类似[5]，这也提示眼睑痉挛患者可能与偏头痛患者类似，存在三叉神经敏感的表现。当仅有较长的波长照射时，健康人群对光照强度的耐受力较眼睑痉挛患者可增长至3.5 倍。引起畏光的阈值在 440~640nm 之间[7]，畏光敏感性的顶峰约在500nm 波长。

(2) 对眼周结构外观影响：肌肉的不自主收缩，可能导致患者出现沿眼轮匝肌皮肤皱纹增多。患者长期试图手动睁开眼睛，可导致眼周皮肤松弛及眉毛下垂。下睑也容易因为反复的痉挛发作，出现睑内翻及倒睫[8]。

(3) 口下颌肌张力障碍：有大量眼睑痉挛患者可合并口下颌肌张力障碍等其他身体部位的肌张力障碍，通常在眼睑痉挛发作后的 5 年内发生。发病时年龄较大、女性以及头面部创伤史被认为是肌张力障碍累及其他部位肌肉的危险因素[3]。一般国际惯例，仅将 Meige 综合征指代原发性的眼睑痉挛合并口下颌肌张力障碍，可伴有面部、咽部、舌部等受累。该疾病名来源于法国的神经病学家，Henri Meige，他最先描述了眼睑痉挛及下面部和 / 或咀嚼肌肉不自主运动的合并症状（2021-HM）[9]。

广义的 Meige 综合征则涵盖了单纯眼睑痉挛这一类型。近年来提出可以“颅段肌张力障碍”的名称取代“Meige 综合征”。患者在表现眼睑痉挛的同时，口周及颌面部肌肉亦呈痉挛性收缩，表现噘嘴、缩唇、张口、伸舌及面肌不自主抽搐、患者呈怪异表情。眼睑痉挛的患者比其他类型面部肌张力障碍的患者更容易发生口下颌肌及颈部的肌张力障碍。约 2/3 眼睑痉挛的患者在 5 年内可能出现其他肢体上的肌张力障碍[2]。

二维码 4-4 视频
临床中 Meige 综合征患者症状表现

（4）感觉诡计（sensory trick）：约 70% 的患者可以出现感觉 - 运动症状，是肌张力障碍疾病特征性的表现，通过触觉或本体感觉传入输入可引起异常痉挛和姿势的改善。眼睑痉挛的患者可通过拉上眼睑、摸眉毛、捏鼻子、打哈欠、咀嚼、唱歌和说话等特定动作使痉挛症状得到缓解或减轻。大部分患者的感觉诡计多于一种，其中最常见的是触碰眼部、唱歌和说话[9]。神经生理及功能影响学的实验显示对身体某部分的轻触可以减少神经反应，并减少眨眼反射。没有感觉诡计的患者前脉冲抑制减少。

二维码 4-5 视频
临床中感觉诡计的典型表现

二、诊断标准

眼睑痉挛的诊断主要基于临床表现，诊断的环境以及患者的心理状态均可能产生影响。对于眼科医生来说，诊断时主要依据眼睑肌肉的不规则收缩、感觉诡计、眨眼次数增多现象等临床特点，在头颅 CT 及 MRI 基本正常的情况下，排除结膜炎、角膜上皮损伤等其他可继发引起继发性眼睑痉挛的眼部疾病后，再予以诊断良性特发性眼睑痉挛（BEB）。误诊主要来自眼睑痉挛本身表现的多样性，以及未能排除或发现神经系统或非神经系统与之表现类似的疾病。

三、诊断流程

目前国内尚未对眼睑痉挛的诊断流程提出具有执行性的共识，Defazio 等研究者对大量眼睑痉挛症状进行筛选后，选择了最具有诊断价值的几个临床表现，于 2013 年提出了一个可供参考的诊断流程（图 4-1），并认为可达到 93% 灵敏度以及 90% 特异性[6]。首先第一步需要识别刻板的、双侧同时的眼轮匝肌痉挛,以达到最佳的灵敏度。第二步确认是否存在感觉诡计或眨眼频率增加,感觉诡计能有助于达到最佳的特异度。基于以上步骤,能够较为有效地识别出良性特发性眼睑痉挛,并且具有较好的临床实践性。但考虑部分患者可以单侧眼睑痉挛起病后,逐渐发展为双侧,因此本诊断流程在识别早期初发的眼睑痉挛中可能存在局限性。

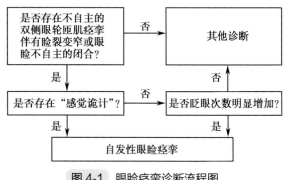

图 4-1　眼睑痉挛诊断流程图

四、诊断技术

　　目前眼睑痉挛的检查技术的应用主要目的在于排除其他可能继发眼睑痉挛的神经系统相关疾病。虽尚不作为诊断性结果,但眼睑痉挛的患者在影像学及肌电图的表现上也存在一定改变。

　　1. 影像学检查　在眼睑痉挛等原发性肌张力障碍患者中,常规 T_1-加权和 T_2- 加权 MRI 扫描检查结果无任何显著异常。如果怀疑患有继发性肌张力障碍,推荐对脑部进行磁共振成像(MRI)扫描检查。在肝豆状核变性、引起肌张力障碍的遗传性退行性疾病和引发偏侧肌张力障碍中的脑梗死病例中,头部核磁可能异常。目前多采用功能影像学方法进行眼睑痉挛患者的研究。PET-CT 检查可观察到眼睑痉挛患者的小脑、脑桥及丘脑的代谢活动活跃。功能磁共振(fMRI)可以利用血氧水平依赖性获取人脑功能活动图,研究显示眼睑痉挛的患者前视觉皮层、前扣带回皮层、初级运动皮层、丘脑中部和小脑上部明显激活[10]。

　　2. 肌电图　肌电图和神经传导检查对眼睑痉挛及重症肌无力的鉴别诊断很有帮助。对眶上神经进行电极刺激时,眼睑痉挛中存在眼轮匝肌不自主痉挛的患者瞬目反射的 R2 成分与正常人群相比存在异常[11]，R2 的持续时间及波幅增强[5]。具体机制可详见第三章眼睑痉挛的发病机制。但单纯眨眼增加的眼睑痉挛患者 R2 较健康人群无明显改变，但仅存在眨眼增加的眼睑痉挛患者和存在眼轮匝肌不自主痉挛的患者一样，STDT（somatosensory temporal discrimination threshold，躯体感觉时间辨别阈值）较健康人群存在改变。这与作用机制不同可能存在关联，因此目前也仍有学者对单纯眨眼增多是否应该认定为眼睑痉挛抱有疑问[11]。

五、评价量表

1. 眼睑痉挛残疾量表（blepharospasm disability scale）[12]　眼睑痉挛残疾量表是 Fahn 开发的用于评估眼睑痉挛患者功能状态的一种特定量表，具有良好的效度。眼睑痉挛残疾量表作为眼睑痉挛残疾指数（BSDI，blepharospasm disability index）的前身，目前在临床的应用不及后者广泛。眼睑痉挛残疾量表目前暂无经检验信度及效度的中文翻译版本。

如下表 4-1 所示，该量表评估了太阳镜（2 分）；开车（5 分）；阅读（3 分）；看电视（3 分）；看电影（3 分）；购物（3 分）；散步（4 分）；做家务或在外工作（3 分）八个方面，总分 26 分。根据患者的自我报告，给出一个简单的总结分数，范围从 0~26 分。最后用百分比来计算——正常生活 %=90%−90 ×（得分 / 最大分数），75%~90% 表示社会功能受到影响，58%~75% 表示轻度功能障碍，34%~57% 表示中到重度功能障碍，21%~ 33% 表示严重功能障碍，0~20% 表示功能性盲。该量表主要评估了患者的残疾状况，其优点在于量表较为简单，易于临床应用。但其并没有对痉挛的情况，健康相关生活质量、感觉异常等方面进行评估，也并非眼睑痉挛的诊断量表；其次，量表各项目没有"不适用"选项[13]。

表 4-1　眼睑痉挛残疾量表

太阳镜（根据情况选择 1~2 个选项）	分值,满分 2 分
1. 在户外需要戴太阳镜	1
2. 在室内经常需要戴太阳镜	1

续表

开车（根据情况选择以下选项之一）	分值，满分 5 分
1. 感到不适，但不妨碍开车	1
2. 白天不能开车，需要将眼皮撑开	2
3. 只能开一小段距离	3
4. 因为眼睑痉挛而不能开车	4
5. 经常无法坐汽车	5
阅读（根据情况选择以下选项之一）	分值，满分 3 分
1. 不适，但不妨碍阅读	1
2. 阅读受到轻到中度的限制	2
3. 阅读受到明显限制	3
看电视（根据情况选择以下选项之一）	分值，满分 3 分
1. 不适，但不妨碍看电视	1
2. 看电视受到轻到中度的限制	2
3. 看电视受到明显限制	3
看电影（根据情况选择以下选项之一）	分值，满分 3 分
1. 不适，但不妨碍看电影	1
2. 看电影受到轻到中度的限制	2
3. 看电影受到明显限制	3
购物（根据情况选择以下选项之一）	分值，满分 3 分
1. 不适，但不妨碍购物	1
2. 不能独自在百货商店购物	2
3. 有人陪同时也无法购物	3
散步（根据情况选择以下选项之一）	分值，满分 4 分
1. 不适，但不妨碍散步	1
2. 在人群中行走有困难	2
3. 不能在外独自行走	3
4. 不能在室内独自行走	4
做家务或在外工作（根据情况选择以下选项之一）	分值，满分 3 分
1. 不适，但不妨碍做家务或在外工作	1
2. 因为眼睑痉挛而工作困难	2
3. 因为眼睑痉挛而无法工作	3

2. 眼睑痉挛残疾指数（BSDI，blepharospasm disability index）[14] 眼睑痉挛残疾指数是目前临床上应用较为广泛的评估眼睑痉挛患者功

能状态的特定量表。眼睑痉挛残疾指数在《肌张力障碍诊断中国专家共识(2020)》[15]中被列为推荐级——即满足:①已应用于肌张力障碍患者;②已被设计者以外的研究团体使用;③已经通过临床计量学研究,具有有效性、可靠性和敏感性三条标准。眼睑痉挛残疾指数目前暂无经检验信度及效度的中文翻译版本,现简单介绍如下。

眼睑痉挛残疾指数是一种患者的自评量表。该量表在眼睑痉挛残疾量表的基础上进行了改良,删除了其中某些容易使患者困惑的问题,使患者更易理解,同时比眼睑痉挛残疾量表更为简短。如下表 4-2 所示,该量表评估了开车、阅读、看电视、购物、走路、日常活动六个方面,每个项目 4 分,总分 24 分。根据患者的自我报告,选择 0~4 分或不适用选项。分数越高表示残疾程度越高。BSDI 的平均分数可以用总分/项目数来计算。

该量表的优点在于专注于眼睑痉挛患者的日常生活,评分系统简单,易于临床应用。但该量表对于轻度的眼睑痉挛或患者病情的微小变化敏感性较低,在应用于眼睑痉挛不同治疗方式的对比时,容易得出功效无明显差异的误导性结论[16]。眼睑痉挛残疾指数与眼睑痉挛残疾量表相类似,其并没有对痉挛的情况,健康相关生活质量、感觉异常等方面进行评估,也并非眼睑痉挛的诊断量表[17]。

表 4-2　眼睑痉挛残疾指数

开车	分值	阅读	分值
不适用	NA	不适用	NA
无影响	0	无影响	0
轻度影响	1	轻度影响	1
中度影响	2	中度影响	2
重度影响	3	重度影响	3
因为疾病而不能	4	因为疾病而不能	4
看电视	**分值**	**购物**	**分值**
不适用	NA	不适用	NA
无影响	0	无影响	0
轻度影响	1	轻度影响	1
中度影响	2	中度影响	2
重度影响	3	重度影响	3
因为疾病而不能	4	因为疾病而不能	4

续表

走路	分值	日常活动	分值
不适用	NA	不适用	NA
无影响	0	无影响	0
轻度影响	1	轻度影响	1
中度影响	2	中度影响	2
重度影响	3	重度影响	3
因为疾病而不能	4	因为疾病而不能	4

3. Jankovic 评分量表(Jankovic rating scale, JRS)[14]   Jankovic 评分量表也是目前广泛应用于眼睑痉挛患者临床评估的量表。JRS 量表在《肌张力障碍诊断中国专家共识(2020)》中被列为建议级——即满足上文所述条件①和②,而不满足条件③。Jankovic 评分量表目前暂无经检验信度及效度的中文翻译版本。

如下表 4-3 所示,JRS 量表是结合了患者的自我报告和临床医生评估的一种量表。该量表总分为 8 分,由严重程度(severity)和频率(frequency)两个部分组成,每个部分评分 0~4 分。

该量表的优点在于其评分系统简单,易于临床应用。与 BSDI 量表相类似,JRS 量表对于轻度的眼睑痉挛或患者病情的微小变化敏感性较低,在应用于眼睑痉挛不同治疗方式的对比时,容易得出功效无明显差异的误导性结论。JRS 量表对痉挛的情况进行了评估,但对于健康相关生活质量、感觉异常等方面没有进行评估,也并非眼睑痉挛的诊断量表[13]。

表 4-3　Jankovic 评分量表

严重程度	分值,总分 4 分
无痉挛	0
仅在外界刺激时(如强光、风、阅读、开车等)出现眨眼次数增加	1
轻度且自发的可被发现的眼睑颤动(并非痉挛),可能存在社交尴尬,但没有功能上的残疾	2
中度且明显的眼睑痉挛,可能伴其他面部肌肉痉挛	3
重度且有功能丧失的眼睑痉挛,可能伴其他面部肌肉痉挛	4
频率	**分值,总分 4 分**
无痉挛	0
眨眼频率轻度增加	1
眼睑颤动持续时间 <1s	2
眼睑痉挛持续 1s 以上,但睁眼时间 >50%	3
由于持续闭眼(眼睑痉挛)超过 50% 的时间而引起功能性盲	4

六、鉴别诊断

1. **面肌痉挛**　面肌痉挛是一种由面神经引起的运动障碍,常表现为面神经支配的肌肉间歇性不自主抽搐,是一种不规则、不随意的阵发样面肌收缩[18]。面肌痉挛通常是单侧的,90% 的患者从眶周肌肉组织开始起病[19],缓慢发展至口周、颈阔肌及其他面部肌肉,也可有感觉诡计。不少患者抽搐时伴有面部轻度疼痛,一些患者可有同侧头痛、耳鸣的情况。特发性面肌痉挛患者可有异常肌电图反应[20],可与眼睑痉挛相鉴别。

2. **重症肌无力**　重症肌无力主要是由乙酰胆碱受体抗体介导的一种获得性神经 - 肌肉接头传递障碍的器官特异性自身免疫性疾病[21]。重症肌无力患者也有睁眼困难症状,可引起眼部不适和上睑下垂,但主要为提上睑肌肌力异常[22],而眼睑痉挛主要为眼轮匝肌阵发性挛缩或强直性收缩导致的眼睑闭合,提上睑肌肌力正常。可通过提上睑肌肌力检测与眼睑痉挛相鉴别。

3. **抽动秽语综合征**　抽动秽语综合征是一种以运动抽搐及不自主发声为特征的儿童期神经系统疾病,患儿常同时伴有注意力缺陷多动障碍、强迫症症状和行为障碍等[23]。患儿抽动一般首发于面部,表现为眼和面肌迅速、反复不规则的抽动,继而出现其他部位的抽动,可逐渐向上肢、躯干或下肢发展。患儿时常在抽动时不自主发声,呈现为咒骂状。眼睑痉挛患者通常为中老年女性,以眼睑不自主闭合为特征,不伴有发声异常。通过好发年龄与临床表现可与眼睑痉挛相鉴别。

4. **张睑失用**　张睑失用是一种非麻痹性的运动异常,表现为眼轮匝肌无明显收缩的情况下,非麻痹性不能随意睁眼[24]。张睑失用患者有间歇性睁眼能力的丧失,但在其他时间可具有睁眼的能力。而眼睑痉挛患者具有眼轮匝肌的痉挛,可相鉴别。

5. **干眼**　干眼是一种泪液质、量及动力学异常导致的泪膜不稳定或眼表微环境失衡的慢性眼表疾病[25]。而眼睑痉挛起病隐匿,大多数患者早期并非典型的痉挛症状,而常常表现为畏光、眼部干涩等[26],因此患者常首先就诊于眼科。患者这类眼部的临床表现与干眼的临床表现存在一定的重合(图 4-2),容易造成误诊。

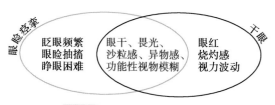

图 4-2　眼睑痉挛与干眼症状

　　由于对眼睑痉挛认识的不足,在初次就诊时仅有 10% 的患者能被正确诊断为眼睑痉挛,大部分患者被诊断为干眼、结膜炎、角膜炎等[27]。眼部干涩感是眼睑痉挛患者早期最常见的症状,早在二十余年前,眼睑痉挛与干眼存在相关性的观点就被提出了[28]。临床上,约有 40%~60% 的眼睑痉挛患者存在干眼症状[29]。合并有干眼的眼睑痉挛患者往往被单独诊断为干眼,但针对干眼的治疗并不能解决患者的根本问题。

　　然而,干眼和眼睑痉挛之间的关系目前仍不明确。眼睑痉挛患者瞬目次数增多,每次瞬目可改善泪液分布,起到缓解干眼的作用[30]。而瞬目时的微磨损作用,可能参与了眼表慢性炎症进展的过程,从而加重干眼[31]。眼睑痉挛患者眼轮匝肌的过度收缩也可能导致睑板腺形态的改变,从而降低睑板腺的功能,这可能是眼睑痉挛导致干眼的一种机制[32]。在眼睑痉挛合并干眼的患者中,异常的泪膜和异常眼表微环境的刺激提高了三叉神经的兴奋性,诱发更多的神经冲动,从而加重了眼睑痉挛的症状,而眼轮匝肌长期过度收缩又进一步破坏了泪膜的稳定性,导致眼表微环境的失衡[33]。

　　对于眼睑痉挛患者,可行泪液分泌测试(Schirmer Ⅰ test)、泪膜破裂时间检测、角膜荧光素染色评分检查,并通过眼表疾病指数(OSDI)问卷评定患者不适主观症状,来判断患者是否合并干眼。而单纯的干眼患者不表现为眼部肌张力的障碍。

参考文献

［1］罗丽华,王康,韩燕飞,等. 良性特发性眼睑痉挛的研究进展 [J]. 国际眼科杂志, 2016, 16 (10): 1855-1857.

［2］DEFAZIO G, HALLETT M, JINNAH H A, et al. Blepharospasm 40 years later [J]. Mov Disord, 2017, 32 (4): 498-509.

［3］DEFAZIO G, LIVREA P. Primary blepharospasm: diagnosis and management

[J]. Drugs, 2004, 64 (3): 237-244.

［4］ HALLETT M, DAROFF R B. Blepharospasm: report of a workshop [J]. Neurology, 1996, 46 (5): 1213-1218.

［5］ HALLETT M, EVINGER C, JANKOVIC J, et al. Update on blepharospasm: report from the BEBRF international workshop [J]. Neurology, 2008, 71 (16): 1275-1282.

［6］ DEFAZIO G, HALLETT M, JINNAH H A, et al. Development and validation of a clinical guideline for diagnosing blepharospasm [J]. Neurology, 2013, 81 (3): 236-240.

［7］ STRINGHAM J M, FULD K, WENZEL A J. Action spectrum for photophobia [J]. J Opt Soc Am A Opt Image Sci Vis, 2003, 20 (10): 1852-1858.

［8］ COSCARELLI J M. Essential blepharospasm [J]. Semin Ophthalmol, 2010, 25 (3): 104-108.

［9］ MA H, QU J, YE L, et al. Blepharospasm, oromandibular dystonia, and Meige syndrome: clinical and genetic update [J]. Front Neurol, 2021, 12: 630221.

［10］ 李会会, 罗曙光. 眼睑痉挛的研究进展 [J]. 临床神经病学杂志, 2014, 27 (04): 317-319.

［11］ CONTE A, DEFAZIO G, FERRAZZANO G, et al. Is increased blinking a form of blepharospasm？ [J]. Neurology, 2013, 80 (24): 2236-2241.

［12］ LINDEBOOM R, DE HAAN R, ARAMIDEH M, et al. The blepharospasm disability scale: an instrument for the assessment of functional health in blepharospasm. Mov Disord, 1995, 10 (4): 444-449.

［13］ ALBANESE A, SORBO F D, COMELLA C, et al. Dystonia rating scales: critique and recommendations. Mov Disord, 2013, 28 (7): 874-883.

［14］ JANKOVIC J, KENNEY C, GRAFE S, et al. Relationship between various clinical outcome assessments in patients with blepharospasm. Mov Disord, 2009, 24 (3): 407-413.

［15］ 中华医学会神经病学分会, 中华医学会神经病学分会帕金森病及运动障碍学组. 肌张力障碍诊断中国专家共识 [J]. 中华神经科杂志, 2020, 53 (1): 8-12.

［16］ WABBELS B, JOST W H, ROGGENKÄMPER P. Difficulties with differentiating botulinum toxin treatment effects in essential blepharospasm. J Neural Transm (Vienna), 2011, 118 (6): 925-943.

［17］ DEFAZIO G, HALLETT M, JINNAH H A, et al. Development and validation of a clinical scale for rating the severity of blepharospasm. Mov Disord, 2015, 30 (4): 525-530.

［18］ CHAUDHRY N, SRIVASTAVA A, JOSHI L. Hemifacial spasm: the past, present and future. J Neurol Sci, 2015, 356 (1-2): 27-31.

[19] WANG A, JANKOVIC J. Hemifacial spasm: clinical findings and treatment. Muscle Nerve, 1998, 21 (12): 1740-1747.

[20] LEFAUCHEUR J P, BEN DAAMER N, SANGLA S, et al. Diagnosis of primary hemifacial spasm. Neurochirurgie, 2018, 64 (2): 82-86.

[21] 中国免疫学会神经免疫分会. 中国重症肌无力诊断和治疗指南 (2020 版) [J]. 中国神经免疫学和神经病学杂志, 2021, 28 (1): 1-12.

[22] SIEB J P. Myasthenia gravis: an update for the clinician. Clin Exp Immunol, 2014, 175 (3): 408-418.

[23] FARIDI K, SUCHOWERSKY O. Gilles de la Tourette's syndrome. Can J Neurol Sci, 2003, 30 Suppl 1: S64-71.

[24] CHERIAN V, FOROOZAN R. Benign unilateral apraxia of eyelid opening. Ophthalmology, 2010, 117 (6): 1265-1268.

[25] 亚洲干眼协会中国分会, 海峡两岸医药卫生交流协会眼科学专业委员会眼表与泪液病学组, 中国医师协会眼科医师分会眼表与干眼学组. 中国干眼专家共识: 定义和分类 (2020 年)[J]. 中华眼科杂志, 2020, 56 (6): 418-422.

[26] HALLETT M, EVINGER C, JANKOVIC J, et al. Update on blepharospasm: report from the BEBRF International Workshop [J]. Neurology, 2008, 71 (16): 1275-1282.

[27] HUANG X F, WANG K Y, LIANG Z H, et al. Clinical analysis of patients with primary blepharospasm: a report of 100 cases in China [J]. Eur Neurol, 2015, 73 (5-6): 337-341.

[28] TSUBOTA K, FUJIHARA T, KAIDO M, et al. Dry eye and Meige's syndrome [J]. Br J Ophthalmol, 1997, 81 (6): 439-442.

[29] DEFAZIO G, HALLETT M, JINNAH H A, et al. Blepharospasm 40 years later [J]. Mov Disord, 2017, 32 (4): 498-509.

[30] EVINGER C, BAO J B, POWERS A S, et al. Dry eye, blinking, and blepharospasm [J]. Mov Disord, 2002, 17 (Suppl 2): S75-78.

[31] LU R, HUANG R, LI K, et al. The influence of benign essential blepharospasm on dry eye disease and ocular inflammation [J]. Am J Ophthalmol, 2014, 157 (3): 591-597.

[32] LIN T, GONG L. In vivo confocal microscopy of meibomian glands in primary blepharospasm: a prospective case-control study in a Chinese population [J]. Medicine (Baltimore), 2016, 95 (23): e3833.

[33] VAN BIJSTERVELD O P, KRUIZE A A, BLEYS R L. Central nervous system mechanisms in Sjögren's syndrome [J]. Br J Ophthalmol, 2003, 87 (2): 128-130.

第五章

>>> **眼睑痉挛的非手术治疗**

第一节 ┃ 肉毒毒素注射治疗

一、肉毒毒素概述

肉毒毒素(botulinum toxin,BT)也被称为肉毒杆菌素,是由肉毒梭状芽孢杆菌在缺氧条件下产生的一种细菌外毒素,属于嗜神经性毒素。肉毒毒素通过抑制神经肌肉接头处乙酰胆碱的释放,阻断传导冲动而引起肌肉麻痹或者腺体分泌减少[1]。20 世纪 80 年代美国眼科医生 Alan Scott 采用肉毒毒素成功治疗儿童斜视[2],开启了肉毒毒素的临床应用的序幕。近 40 年来,随着对其作用机制的深入了解以及对其生物学效应的精准把握,肉毒毒素的临床应用领域不断拓展。目前肉毒毒素已广泛应用于美容整形、神经系统、消化系统、泌尿系统、康复医学等多个领域。在眼科领域肉毒毒素主要用于眼睑痉挛、斜视、上睑挛缩等眼部疾病的治疗。由于肉毒毒素治疗眼睑痉挛的安全性和有效性已被充分证实,肉毒毒素被推荐为眼睑痉挛的一线治疗方法[3]。下面对肉毒毒素的分型、作用机制和临床注射制剂种类进行概述,为临床医生的治疗选择和患者宣教提供参考。

1. 肉毒毒素的分型和作用机制 肉毒毒素主要由肉毒神经毒素及辅助蛋白组成。据肉毒毒素抗原性不同,肉毒毒素可分为不同血清型。目前明确的自然产生的肉毒毒素共有 A、B、C、D、E、F 和 G 7 种亚型,其中 A、B、E、F 型对人具有致病性,C、D 型对动物和家禽具有致病性。其中 A 型肉毒毒素因其毒力强、结构稳定、易于提纯、精制的特性,是所有亚型中研究最为透彻且最早应用于临床的肉毒毒素,因此 A 型肉毒毒素是目前医学上应用最广泛的肉毒毒素。

根据研究证实肉毒毒素作用机制如下[4-7]:肉毒毒素组分中的肉毒

神经毒素通过其重链受体结合区域与神经末梢特异性受体结合,形成内吞小体进入神经末梢胞质。内吞小体在 ATP 酶的作用下,易位区插入脂质双分子层形成细小通道,催化区即其轻链通过此通道进入神经末梢细胞质内。轻链是一种锌钛链内切酶,可以水解可溶性 N- 乙基马来酰胺 - 敏感因子附着蛋白受体(soluble N-ethyl-maleimide-sensitive factor attachment protein receptor, SNARE)复合体,影响突触囊泡与突触前膜融合及神经递质的释放。SNARE 蛋白复合体是囊泡膜与神经末梢细胞膜结合的必要成分,包含 3 种蛋白:突触相关膜蛋白(VAMP)、突触融合蛋白(syntaxin)和突触小体相关蛋白 25(SNAP-25)。不同血清型的毒素,其水解的目标蛋白及位点有所不同,A、E 型作用于 SNAP-25,B、D、G、F 型水解 VAMP,C 型可水解 syntaxin 和 SNAP-25。这些蛋白一旦被水解,含有乙酰胆碱等神经递质囊泡的释放将受到抑制(图 5-1),导致神经 - 肌肉信号传递障碍,达到化学性去神经支配的作用,引起骨骼肌麻痹及自主神经功能障碍。

肉毒毒素通过上述作用机制抑制神经递质的释放,阻断神经传导冲动而引起肌肉麻痹,但并未破坏神经细胞的结构,神经和肌肉之间的信号传导会逐渐恢复,其导致的神经麻痹作用完全可逆,这也就提示肉毒毒素的疗效维持有一定的时效性。由于不同血清型肉毒毒素在神经末梢所结合的特异性受体不同,水解的目标蛋白及位点不同,不同血清型的肉毒毒素作用时间亦不尽相同。作用时间长短顺序为 A、C、B、D、F、G、E。在人类骨骼肌中,作用时间最长的 A 型肉毒毒素为 3~6 个月,最短的为 E 型肉毒毒素,作用时间小于 4 周[8]。

此外,肉毒毒素诱导的免疫原性问题也逐渐受到关注。肉毒毒素注射后其作为异源性蛋白可刺激机体产生抗体,抗体的形成可能导致随着时间的推移以及注射次数增多而疗效减弱,甚至治疗无效。研究发现长期使用 A 型肉毒毒素超过 10 年以上的患者,体内产生中和抗体的发生率可达 13.9%[9]。若患者对以往使用的肉毒毒素形成中和抗体后,再次注射时需要使用更大剂量才能达到同等疗效,但更大剂量意味着肉毒毒素入血引起肉毒毒素中毒的风险也就更大,所以须谨慎加量,亦可换用其他品牌的肉毒毒素进行替代治疗。

2. 临床应用的肉毒毒素制剂　目前用于临床医学治疗的肉毒毒素主要为 A 型和 B 型。虽然不同形式的肉毒毒素显示出相似的生物学效应,但每种产品都有独特的制造工艺、赋形剂、配方等,且每种神经调

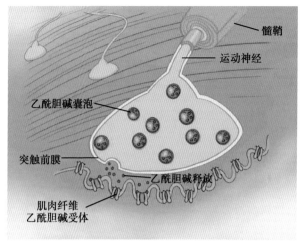

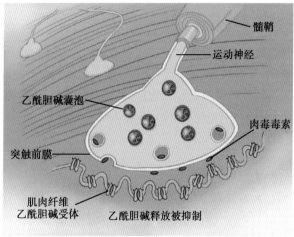

图 5-1　肉毒毒素作用机制示意图

节剂都有一条非平行的剂量 - 反应曲线,这意味着它们并不具有生物同一性,即一种给定单位的毒素剂量与另一种毒素的转化并非恒定的[10]。临床医生须了解每种产品的特性和临床性能,充分考虑患者的个性化需求,结合治疗区域和适宜剂量,以实现安全有效地使用。目前,已应用于临床的肉毒毒素制剂,包括 A 型肉毒毒素 Onabotulinumtoxin A(保妥适®),Incobotulinumtoxin A(Xeomin®),Abobotulinumtoxin A(吉适®),CBTX-A(衡力®)和 B 型肉毒毒素 Rimabotulinumtoxin B(Myobloc®)。结合肉毒毒素注射制剂产品信息和以往研究结果[11-13]对目前临床中适用于眼睑痉挛治疗的不同肉毒毒素制剂的基本信息汇总如表5-1。

表5-1 临床适用于眼睑痉挛治疗的不同注射用肉毒毒素制剂

通用名/商品名	赋形剂成分	规格
OnabotulinumtoxinA/保妥适®	每100U中含0.5mg的人血白蛋白、0.9mg氯化钠	50U和100U两种规格
AbobotulinumtoxinA/吉适®	每500U中含0.125mg人血白蛋白、2.5mg乳糖	300U和500U两种规格
IncobotulinumtoxinA/Xeomin®	每100U中含1mg人血白蛋白、4.7mg蔗糖	50U和100U两种规格
CBTX-A/衡力®	蔗糖、右旋糖酐、明胶	50U和100U两种规格

注：本表内容涉及相关产品，编者申明与销售厂家无经济利益关系。

需再次强调的是不同品牌及不同血清型肉毒毒素的效力均采用单位（U）计量，由于不同生产厂家评价毒素效力的实验条件不同，即使相同血清型的不同品牌肉毒毒素剂量也不能进行简单换算，临床医生需要根据该肉毒毒素制剂自身在眼睑痉挛患者应用中的适宜剂量进行个体化应用。

二、适应证和禁忌证

根据美国神经病学会（American Academy of Neurology，AAN）证据分级和推荐分级方法[3]，中国肉毒毒素治疗应用专家共识对于肉毒毒素注射治疗眼睑痉挛的推荐级别鉴定为B级别（最高级别为A）。因此肉毒毒素目前被认为是眼睑痉挛治疗的一线选择。临床中有意愿进行肉毒毒素注射并签署知情同意书的特发性眼睑痉挛患者适用于肉毒毒素注射治疗。

肉毒毒素用于治疗眼睑痉挛时对其安全性的考虑至关重要。以下情况不太建议行肉毒毒素注射治疗：①已知对肉毒毒素制剂的任一成分过敏者；②妊娠和哺乳期妇女；③凝血性疾病或同时抗凝治疗者；④重症肌无力或全身性神经肌肉病患者、Lambert-Eaton综合征患者；⑤应用氨基糖苷类抗生素及其他干扰神经肌肉传递药物的患者；⑥注射部位感染者；⑦有房角狭窄和闭角型青光眼高危的患者。

三、注射流程与方法

临床中对于眼睑痉挛进行肉毒毒素注射治疗流程涉及注射前的知情同意、肉毒毒素的配制与储存、注射部位的消毒、注射位点和注射剂量选择、重复注射以及注射剂量的调整。临床医生在各个环节的规范处理对于保障治疗的安全性和有效性非常重要。

1. 签署知情同意书　在进行肉毒毒素注射治疗前须和患者进行充分的知情同意，并签署知情同意书（模板如图 5-2 所示，仅供参考）。首次注射之前要充分告知患者有关肉毒毒素治疗的一般事项，包括作用机制、疗效持续时间、可能出现的不良反应及其他治疗选择。需告知患者肉毒毒素局部注射是以缓解和改善症状为目的，并非针对病因治疗。目前眼睑痉挛尚不能根治，但有效的治疗可以改善症状、提高患者的生活质量。

复旦大学附属眼耳鼻喉科医院

A 型肉毒毒素注射知情同意书

病员_____经诊断患有_____，需进行

A 型肉毒毒素局部注射，治疗过程中可能出现以下情况：

1. 药物过敏（皮疹或休克）

2. 注射部位皮下瘀斑

3. 上睑下垂，眼皮抬起无力

4. 眼睑闭合不全，流泪

5. 口角歪斜，流口水，面肌肌力减弱，微笑不对称

6. 少数患者可能出现复视

7. 上述 2、3、4、5、6 症状大多可自行减轻或缓解，通常维持 1 周至 1 月不等。

8. 注射后 2~5 天起效，1~2 周达到高峰，通常可维持 3 个月左右，但达不到根治效果，肉毒毒素主要是通过麻痹注射部位的肌肉从而缓解症状，但随着药效减退仍会复发，复发后可重复注射。

　　对医师阐明的上述情况，家属及本人理解并同意治疗。

病人签字_____

谈话医师_____　　　　　　家属代表签字_____

　　　　年　月　日　　　　　　　　年　月　日

图 5-2 知情同意书（以上知情同意书模板仅供参考）

2. 肉毒毒素的管理、稀释与储存　国内目前常用的两种 A 型肉毒毒素制剂分别为保妥适和衡力。肉毒毒素制剂应冷冻或 –5℃以下冷藏和运输。根据国家卫生部的相关规定,肉毒毒素制剂目前在国内需按毒麻药品实施管理,应有专门人员负责药品登记、备锁冰箱保管。稀释方法：采用无菌、无防腐剂的生理盐水(注射用 0.9% 氯化钠)稀释,现用现配。以保妥适®为例,用注射器抽取适量的稀释液(参见如下稀释表 5-2),调配至所需浓度。

表 5-2　肉毒毒素的稀释配比

加入稀释液量 (0.9% 氯化钠注射液)	100U 规格 最终剂量 /U·0.1ml^{-1}	50U 规格 最终剂量 /U·0.1ml^{-1}
0.5ml	20U·0.1ml^{-1}	10U·0.1ml^{-1}
1.0ml	10U·0.1ml^{-1}	5U·0.1ml^{-1}
1.25ml	\	4U·0.1ml^{-1}
2.0ml	5U·0.1ml^{-1}	2.5U·0.1ml^{-1}
4.0ml	2.5U·0.1ml^{-1}	1.25U·0.1ml^{-1}
8.0ml	1.25U·0.1ml^{-1}	\

建议在有塑料衬垫的纸巾或者治疗巾上进行稀释和注射准备,这样可以防止肉毒毒素外溅,将抽取的一定量的注射液缓慢轻轻地注入瓶中,尽量避免过多的泡沫产生,如发现瓶中无真空负压抽吸稀释液,应废弃该瓶药物,注入稀释液后,静置一分钟左右,配制后应检查配制液色泽有无异常以及有无杂质。注射准备时换 OT 针抽取注射所需的配制液,排去针筒内的气体。为了减轻患者注射时的疼痛感,换用合适的针头(27G 或 30G 针头)进行注射。

二维码 5-1　视频
肉毒毒素配制过程演示

配制液应保存于冰箱中(2~8℃),最多不超过 24h。配制液建议单次使用,剩余溶液应丢弃。在废弃液的处置上,为了安全起见,所有用过的药瓶、注射器和沾有溅出液的器具均应高压灭菌消毒,或用 0.5% 次氯酸盐溶液灭活 5min。

3. 酒精消毒　可采用医用酒精棉球或者棉片擦拭需注射部位的皮肤,避免酒精误入结膜囊引起眼部刺激症状。若操作者习惯在注射前进行皮肤位点标记的,在进行酒精消毒时可以采用点消,即在注射位点上进行局部按压点消,避免擦拭掉标记点。

4. 肉毒毒素注射方法　临床中进行肉毒毒素注射治疗需关注注射位点的选择、注射剂量以及不同程度患者的个体化注射。由于保妥适的基础和临床资料最为充分,如无特殊说明,以下涉及注射剂量均以成人、保妥适剂量为参考。

(1)注射位点的选择:注射位点的选择有两种,一种是常规位点,另一种是个体化注射位点。眼轮匝肌是眼睑痉挛患者最主要受累的靶向肌肉,须重点处理。眼轮匝肌为浅层扁肌且表面皮肤菲薄,因此注射至皮下即可,利用肉毒毒素自身的弥散达到麻痹眼轮匝肌的效应。常规注射位点通常选择 5 个注射位点(图 5-3),包括上睑内(①号位点)、外侧缘(②号位点)睑部的注射位点,下睑建议选择中下部(③号位点)及外侧(④号位点),此外可增加睑裂水平外侧位点(⑤号位点)。上述五个位点为大多数眼睑痉挛肉毒毒素注射治疗位点。体表的位点如图 5-4 所示。在剂量选择上对于首次注射的患者初始剂量每个位点建议在 2U 左右。

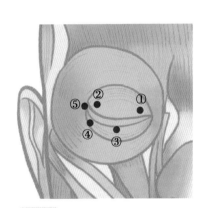

图 5-3　睑部眼轮匝肌注射位点

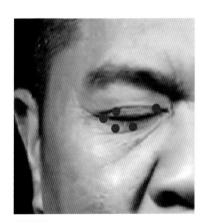

图 5-4　睑部眼轮匝肌体表注射位点

个性化注射位点包括眼轮匝肌的眶部注射位点、罗兰氏肌注射位点、皱眉肌和降眉间肌注射位点、提上唇鼻翼肌注射位点。眼轮匝肌的眶部注射位点在睑部注射位点的外围 3~5mm 处进行皮下注射(图 5-5,菱形表示),根据病情程度每个位点 1~2.5U,体表的位点如图 5-6 所示。

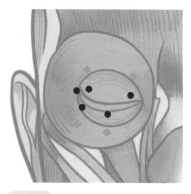

图 5-5 眶部眼轮匝肌注射位点
（菱形表示）

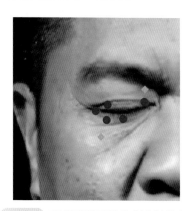

图 5-6 眶部眼轮匝肌体表注射位点
（菱形表示）

　　部分患者出现较为明显的眉间的皱纹,呈现向心性收缩的面容,说明患者的降眉间肌和皱眉肌有受累,需对其进行注射干预,位点如图 5-7 所示。皱眉肌注射在头端隆起处,两侧各一个位点,此处进针有两种方式:一种在注射点垂直进针,根据肥厚程度进针深度 1/2 针头至全针头,另一种为斜向进针,进针点应在隆起处旁,确保进针后针头所及位置仍在隆起处下方。降眉间肌注射在眉间中央偏下方,注射一个位点,此处一般采用垂直进针,进针深度为 1/2 针头,此三处体表位点如图 5-8 所示,根据患者症状程度每个位点注射 2~5U。

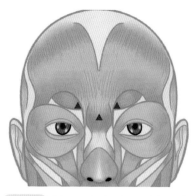

图 5-7 皱眉肌和降眉间肌注射位点

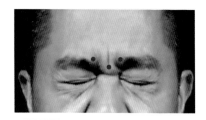

图 5-8 皱眉肌和降眉间肌注射
体表位点

对于睁眼困难,闭目症状明显的患者必要时可增加罗兰氏肌的注射,于上睑中部平行并紧贴睑缘皮下注射 1~1.25U(图 5-9、图 5-10)。该位点靠近睑缘,注射时患者疼痛感较为明显。

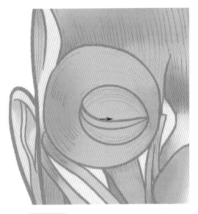

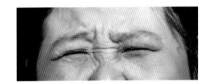

图 5-9　罗兰氏肌注射位点　　　　图 5-10　罗兰氏肌注射体表位点

部分患者会合并不自主的皱鼻动作伴鼻唇沟加深,说明其提上唇鼻翼肌受累,可以增加双侧提上唇鼻翼肌的注射位点(图 5-11)。嘱患者完成皱鼻提上唇动作,在鼻翼旁球形隆起处斜向皮下注射,此处体表位点如图 5-12 每个位点 1~2.5U。

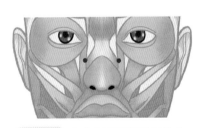

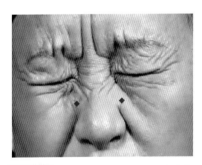

图 5-11　提上唇鼻翼肌注射位点　　　图 5-12　提上唇鼻翼肌体表注射位点

(2)不同程度患者的注射方案:需要说明的是,不同的学者在注射位点的选择上略有差异,以上介绍的注射位点参考《肉毒毒素注射手册》(主编:万新华,胡兴越,靳令经,人民卫生出版社出版)并根据受累的肌肉进行阐述。那么下面根据临床中我们碰到的不同表现程度的眼睑痉挛患者结合编者临床经验进行概括性的介绍。

1）单纯眨眼频繁：比较早期阶段的眼睑痉挛患者往往表现为眨眼频繁，这个阶段主要是眼轮匝肌受累，采用常规的眼轮匝肌的睑部 5 个位点，初始剂量每个位点建议在 2U 左右。根据眉间纹和鼻唇沟的情况决定是否联合皱眉肌、降眉间肌和提上唇鼻翼肌注射位点。

2）眨眼频繁伴随睁眼困难：随着病情进展患者可逐渐出现睁眼困难的症状，这种情况在常规的眼轮匝肌睑部的 5 个位点注射之外，增加眼轮匝肌眶部位点的注射，每个位点的注射量可根据严重程度选择（1~2.5U）。对于睁眼困难，闭目症状明显的患者可适当增加罗兰氏肌的注射，于上睑中部平行并紧贴睑缘皮下注射 1~1.25U。此类患者面容往往呈现整体向心性的收缩，说明皱眉肌、降眉间肌和提上唇鼻翼肌受累及，需增加相应位点的注射。

3）Meige 综合征：患者可合并有颜面部和口下颌肌张力障碍，对于眼科医生来讲，此类患者进行肉毒毒素注射治疗，是局灶性肌张力障碍中具有挑战性的治疗。此类患者累及的肌肉较单纯的眼睑痉挛复杂，在单纯眼睑痉挛的注射基础上需增加颞肌、口轮匝肌、咬肌、颏肌、舌肌等肌肉的注射，较深部的肌肉考虑到注射的精准度，建议肌电图引导下注射，因此其处理的复杂程度和难度明显加大，如果在未熟练掌握的情况下，不太建议贸然处理，建议还是神经内科会诊处理。可能累及的肌肉及推荐成人首次注射剂量范围总结如表 5-3 所示。

表 5-3　口下颌肌张力障碍累及肌肉和注射初始剂量

临床表现	累及肌肉	推荐注射起始剂量 /U
下颌闭合	咬肌	50
	颞肌	40
	翼内肌	20
下颌张大	翼外肌	20
	舌骨上肌群	10
下颌侧斜	对侧翼内肌	15
	对侧翼外肌	20
噘嘴	口轮匝肌	15~20
伸舌	颏舌肌	20（10/ 侧）

注：推荐剂量参考文献报道及《肉毒毒素注射手册》[14-17,20-23]。

（3）重复注射以及注射剂量的调整：眼睑痉挛肉毒毒素注射治疗一般注射后 2~5 天起效,1~2 周达到高峰。A 型肉毒毒素注射每次疗效持续约 3~6 个月,因此,根据患者症状复发情况,重复注射治疗是最常用的治疗策略。重复治疗间隔时间应至少三个月,注射剂量可参考上次的剂量、疗效持续时间和不良反应以作相应的调整。重复注射者考虑到特异性抗体的形成以及疾病进展,可适当提高剂量。

四、注意事项

肉毒毒素注射在治疗的同时不可忽略其使用的安全性问题,因此在注射治疗时应注意以下事项：①遵循无菌原则操作,注意预防感染；②注射前使用可清洗的皮肤标记物标记注射部位；③注射上睑时,应选择避开上睑中部提上睑肌的两侧注射,且进针方向以远离提上睑肌为宜,以避免药物弥散至提上睑肌,导致提上睑肌麻痹而出现医源性上睑下垂；④在注射下睑时应尽量避开下睑内侧深部,因为注射靠内侧深部更易弥散至下斜肌,而造成复视；⑤在注射皱眉肌肉及降眉间肌时须注意注射后对眉形的影响,注射的进针点是皮肤皱纹之间的隆起处,而非皱纹内；⑥注射位点选择困难的情况下可以考虑超声引导下注射；⑦对于初治患者,建议以最低建议剂量,避免过量注射造成并发症出现；⑧注射后 24h 内须嘱患者避免按压注射部位以及热敷,防止肉毒毒素的过度弥散；⑨患有重症肌无力、Eaton-Lambert 综合征等神经 - 肌肉系统疾病者不宜接受肉毒毒素治疗,因有发展成急性重症肌无力的风险,尤其对于伴有多汗、溢泪等分泌过度症状者,注射之后的肌无力恶化可能会尤其严重；⑩氨基糖苷类、青霉胺、奎宁和钙通道阻滞剂等药物可增强肉毒毒素的作用,不应在接受注射治疗前后使用；⑪对孕妇而言,目前尚无证据证明肉毒毒素对胎儿致畸作用,但由于缺乏相关研究,暂时不能确定肉毒毒素是否有其他负面作用或随乳汁排出被婴儿摄入。因此,建议推迟注射肉毒毒素直至怀孕完成和哺乳期结束。

五、并发症与处理

一般来说,肉毒毒素注射治疗眼睑痉挛不良反应主要发生在注射后早期,呈短暂性和自限性特点,可在数周内自行缓解,持续数月和更长的不良反应罕见。其中可能的并发症包括注射位点瘀斑、上睑下垂、眼睑闭合不全、干眼、复视和溢泪等[18]。现将可能发生的并发症及相应的防治措施简述如下。

1. 注射位点瘀斑　因眼睑皮下组织疏松、血管丰富,加之多数老年患者有高血压病史或服用抗血小板聚集等抗凝药物,因此,注射位点瘀斑较为常见。在注射过程中,选择细小针头(如 27G 或 30G 针头)、避免注射到皮下浅表血管、注射后迅速按压止血可有效减少皮下瘀斑的形成。注射前 3 至 7 天避免使用阿司匹林或含阿司匹林的产品、血小板功能抑制剂、非甾体抗炎药等可以一定程度地减少瘀斑[19]。一般注射后出现的注射位点瘀斑可在一周左右自行消退,无须特殊处理。

2. 上睑下垂　上睑下垂是肉毒毒素注射治疗的主要并发症之一,表现为眼睑沉重感、睁眼无力,甚至可影响视线,给患者造成生活不便。检查可见患者睑裂高度降低以及上睑肌力减退。引起上睑下垂的主要因素为眼轮匝肌和提上睑肌的毗邻结构关系。眼轮匝肌与眶隔之间有一层被称为眼轮后筋膜层的纤维结缔组织层,结构疏松,液体容易在其中扩散,对肉毒毒素的阻挡作用弱。当进针过深将肉毒毒素误注入眶隔之下或注射部位靠上睑中部,药液通过眶隔扩散进入眼眶深部时,肉毒毒素即可作用于提上睑肌的神经肌肉接头处[20]。提上睑肌是眼轮匝肌的主要拮抗肌,由胆碱能神经支配,在上睑板肌的辅助下提升上眼睑,故该肌肉的麻痹可导致上睑抬高困难。操作者对眼周肌肉的解剖位置和作用缺乏足够的认识或注射经验不足易导致患者眼睑下垂的发生。避免注射后上睑下垂的发生重在预防,上睑注射应选择在提上睑肌两侧注射,且进针方向远离提上睑肌以避免药物弥散致眼睑下垂。对于反复发作以及可能存在眶隔缩小或缺失的老年患者可考虑酌情减少上睑注射剂量或远离上睑中央进行注射。轻度的上睑下垂一般可在注射 3~4 周后自然消退。

3. 眼睑闭合不全　主要是由于肉毒毒素注射过量,引起眼轮匝肌闭合功能明显减退,造成眼睑闭合不全。症状隐匿的患者洗澡时可觉察到沐浴液容易进眼引起刺激感。随着药效的减弱,闭合不全会逐渐自行改善,但在此期间应注意眼表的保湿和角膜的保护,防止暴露性角膜炎的发生,可以予以人工泪液滴眼液润眼,睡前凝胶滴眼治疗直至眼睑闭合功能恢复正常。

4. 干眼　约 7% 眼睑痉挛患者可能在肉毒毒素注射后出现干眼相关症状,包括眼部灼烧感、异物感、畏光等,泪膜破裂时间及 Schirmer 试验结果可出现异常,严重者可伴角膜上皮点状剥脱[21]。肉毒毒素注射后干眼的可能原因主要包括：对眼轮匝肌产生过度麻痹效果，导致眼睑运动幅度降低、闭合不全、回缩甚至麻痹性外翻，出现眨眼频率下降等功能障碍，使泪液不能均匀涂布于眼表且增加水分蒸发，降低泪膜稳定性。肉毒毒素可通过眼轮匝肌或眶隔扩散，抑制副交感神经末梢释放乙酰胆碱，导致泪腺分泌泪液减少、睑板腺的脂质合成功能受到抑制。肉毒毒素对睑板腺周围平滑肌产生麻痹作用，影响分泌物的排出，引起睑板腺堵塞。干眼的处理以人工泪液治疗为主，合并有眼表炎症可适当予以抗炎滴眼液（激素、免疫抑制剂、非甾体抗炎药），若合并角膜上皮点状剥脱损伤可予以角膜修复剂，此外，对患者进行适当的健康教育以避免长时间使用电子产品。

5. 复视 注射后出现复视少见，发生率在 2.1%。患者常诉双眼视物重影，主要系下睑内侧或中央注射时进针过深导致肉毒毒素药物弥散进下斜肌间隙所致[22]。下斜肌位于眶隔后方，紧靠下眼眶边缘，易受到注射至下眼睑内侧深处肉毒毒素的影响，故应尽量避免在下睑内侧注射。肉毒毒素注射引起的复视通常不需要特殊处理，在 1~6 周后眼肌运动多能恢复。如期间患者较难耐受复视症状，可配用棱镜进行过渡性治疗。

6. 溢泪 这一不良反应可能与肉毒毒素注射导致泪小管附近眼轮匝肌麻痹，对泪小管压力减小并影响泪小管的虹吸作用有关。眼睑回缩与上眼睑垂直运动能力的减退也可能影响眨眼时眼睑内侧部分的贴合，从而成为泪液引流量减少的一个额外因素。因此，为了减少溢泪情况的出现，尽量避免在下睑内侧进行注射。一般在注射后数周内溢泪症状可自行缓解[23]。

六、病例实操演示

病例 1

患者男性，50 岁，双眼不自主闭合伴畏光 1 年余，起病初患者感觉双眼畏光、眨眼次数增多，其后病情逐渐加重，患者诉睡眠质量差，心情焦虑，用手触碰眉弓部皮肤时可使得症状短暂性缓解。眼部查体：双眼眼睑不自主闭合，结膜无充血，角膜明，前房深浅可，瞳孔圆，晶状体透明，后极部视网膜平伏。双眼非麻醉下泪液分泌检测：双眼 3mm/5min，曾至神经内科就诊，脑部 MRI 检查未见明显异常。外院曾诊断为干眼，予以眼部局部滴用玻璃酸钠滴眼液，以及维生素 A 棕榈酸酯眼用凝胶治疗,症状未见改善。

诊断:双眼特发性眼睑痉挛,干眼。

治疗:肉毒毒素局部注射治疗,药物稀释浓度为4U/0.1ml,采用30G注射针头。患者注射位点如图5-13所示,双眼睑眼轮匝肌各五个位点,每个位点2U,因患者眉间皱纹明显,增加降眉间肌和皱眉肌注射位点,每个点4U。人工泪液仍按需使用。注射后1周,电话随访,患者诉症状改善明显,无明显不适主诉。

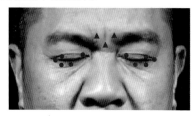

图 5-13 **眼睑痉挛病例1注射位点记录**

圆点 =2U,双眼眼轮匝肌各5点;皱眉肌双侧各一个点,降眉间肌一个点,三角形 = 4U,本次注射共计32U。

二维码 5-2 视频
特发性眼睑痉挛病例1患者具体注射过程演示

病例 2

患者女性,60岁,双眼不自主闭合伴睁眼困难1年余,起病初患者感觉眼部干涩、眨眼次数增多,其后病情逐渐加重,双眼干涩不适伴睁眼困难,患者诉时常步行时撞到他人,用手撑上眼睑皮肤时可使得症状短暂性缓解。眼部查体:双眼眼睑不自主闭合,伴睑裂缩小,结膜无充血,角膜明,前房深浅可,瞳孔圆,晶状体轻混,后极部视网膜平伏,曾至神经内科就诊,脑部MRI检查未见明显异常。

诊断:双眼特发性眼睑痉挛。

治疗:肉毒毒素局部注射治疗,药物稀释浓度为4U/0.1ml,采用30G注射针头。患者注射位点如图5-14所示,双眼睑眼轮匝肌各5个常规注射位点,每个点2U,因患者睁眼困难症状明显,因此在睑部眼轮匝肌常规位点外 3~5mm 处增加眶部眼轮匝肌的注射,双侧各 5 个点,每个点 1U。因患者向心性收缩的面容不显著,故降眉间肌和皱眉肌位点每个点注射 2U;提上唇鼻翼肌位点未注射。

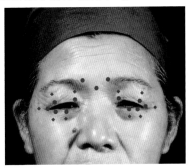

图 5-14 眼睑痉挛病例 2 注射位点记录

圆点 =2U,双眼睑眼轮匝肌各 5 点,共计 20U;菱形 =1U,双眼眶部眼轮匝肌各 5 点,共计 10U;皱眉肌双侧各一个点,降眉间肌一个点,每个点 2U,共计 6U;本次注射共 36U。

二维码 5-3 视频
特发性眼睑痉挛病例 2 患者具体注射过程演示

病例 3

患者女性,62 岁,双眼睁眼困难伴努嘴 3 年余,3 年来症状进行性加重,近 1 年来已影响骑车、看书、看电视等。否认起病前长期抗精神病药物服用史。曾至外院就诊,予以盐酸苯海索 2mg,每日 3 次,疗效不佳。脑部 MRI 检查未见明显异常。眼部查体:双眼眼睑不自主闭合,伴睑裂缩小,结膜无充血,角膜明,前房深浅可,瞳孔圆,晶状体轻混,后极部视网膜平伏。眼外检查发现患者颜面及下颌的不自主抽动。

诊断:Meige 综合征。

治疗:肉毒毒素局部注射治疗,药物稀释浓度为 4U/0.1ml,采用 30G 注射针头。患者注射位点如图 5-15 所示,双眼睑部眼轮匝肌各 5 个常规注射位点,每个点 2U,因患者睁眼困难症状明显,因此在睑部眼轮匝肌常规位点外 3~5mm 处增加眶部眼轮匝肌的注射,双侧各 5 个点,每个点 1U,因患者眉间皱纹明显,增加降眉间肌和皱眉肌注射位点,每个点 4U;此外患者有皱鼻动作,鼻翼旁球形隆起,因此在提上唇鼻翼肌注射两个位点,每个位点 1U。由于患者合并有颜面及下颌的不自主抽动,因此增加了双侧的颧大肌的注射,双侧各一个位点,每个点 2U,增加口轮匝肌的 4 个位点,每个位点 1U,以及增加了颏肌 2 个位点的注射,每个位点 2U。注射后 1 周左右,电话随访,患者自觉症状好转,无严重不良反应。患者本次至眼科就诊,其主要困扰以睁眼困难为主,因此该患者位点注射选择上仍以解决眼部症状为主,如下颌肌张力异常症状后续有进展趋势,仍建议其至神经内科会诊。

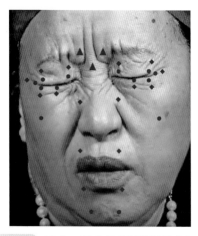

图 5-15 Meige 综合征病例注射位点记录

圆点 =2U,双眼睑眼轮匝肌各 5 点,共计 20U;菱形 =1U,双眼眶部眼轮匝肌各 5 点,共计 10U;三角形 =4U,皱眉肌双侧各一个点,降眉间肌一个点,共计 12U;提上唇鼻翼肌注射 2 个位点,共 2U;颧大肌双侧各一个位点,每个位点 2U;口轮匝肌四个位点,共 4U;颏肌 2 个位点,共 4U;本次注射共 56U。

二维码 5-4　视频
Meige 综合征患者具体注射过程演示

第二节 ▎神经内科口服药物治疗

对于眼睑痉挛,肉毒毒素注射是国内外均推荐的一线治疗方案。但由于肉毒毒素注射需要一定的资质和技术,在基层医院无法开展,同时也并非对每位患者均能奏效,神经内科口服药物治疗是替代的选择。但特发性眼睑痉挛的神经内科口服药物治疗疗效因人而异,个体差异比较大,总体疗效有限。具有高强度循证医学证据的有效药物较少,大部分是基于经验和专家共识推荐。针对没有条件或不愿意接受肉毒毒素注射及有禁忌证的患者,以及肉毒毒素注射效果不佳的患者均可以考虑神经内科口服药物治疗,通常需要试用各种药物的组合,而且须从小剂量开始,逐渐加量达到有效治疗剂量。以下药物可供选择。

（一）抗胆碱能药物

抗胆碱能药物如苯海索、东莨菪碱这些药物可阻断乙酰胆碱对中枢毒蕈碱受体(M 型)的作用。苯海索是这一类中最常用的药物。在原发性肌张力障碍的治疗中,M 型抗胆碱能药对 50% 的儿童患者和 40% 的成人患者可获中等程度或显著的疗效,以全身型的效果为佳,针对局灶型的可以尝试使用[24]。研究发现眼睑痉挛的患者使用抗胆碱能药物仅 20.8% 症状改善[25]。苯海索起始量通常为 1mg,每天 2 次,每隔 2~3 周可逐渐加量,在年轻人及症状早期开始用药最有效。国外在全身型肌张力障碍的患者中报道最高可达 60~100mg/ 天,通常为 8~20mg/ 天。但此类药物中枢和周围的副反应大,通常有口干、视物模糊、幻觉、排尿困难等,闭角型青光眼患者禁用。患者常常无法耐受比较大的有效治疗剂量,而且疗效难以持久[24,26,27]。

（二）苯二氮䓬类

苯二氮䓬类药物主要通过作用于大脑的苯二氮䓬受体,刺激 GABAa 受体抑制神经元放电起效。针对眼睑痉挛治疗主要包括阿普唑仑、氯硝西泮、劳拉西泮及地西泮,其中氯硝西泮最常用[25-27]。研究发现氯硝西泮对 23% 的眼睑痉挛患者有效[24]。氯硝西泮使用时,起始剂量通常为 0.25mg/ 天,可加至 1~6mg/ 天,通常在 2~3mg/ 天。该类药物嗜睡、反应迟钝的副作用也比较明显,长期使用会有成瘾性,因此临床医生须谨慎选择。

（三）巴氯芬

巴氯芬属于突触前 GABA 受体激动剂。可能通过 GABAb 受体的激动,降低来自脊髓上升性传导通路中感觉冲动的传入,改变运动冲动的传出,从而改善肌张力障碍的症状。口服起始剂量可为 5mg,每天 2 次,逐渐加量。该药物对颈部及全身性肌张力障碍疗效更佳,在眼睑痉挛中也可使用。常见副作用是困倦、头晕、肌张力降低导致疲软等[24,27,28]。

(四) 多巴胺受体拮抗剂

多巴胺受体拮抗剂主要是精神安定剂,因其本身可能导致急性锥体外系反应和迟发性运动障碍,用于肌张力障碍的治疗有一定的争议。但在临床实践发现诸如利培酮、硫必利、氟哌啶醇、匹莫奇特等多巴胺受体拮抗剂对部分眼睑痉挛患者的症状有一定程度的改善[24,25,27,28]。起始宜小剂量,可逐渐递增。此类药物常引起嗜睡,还须注意预防药物引起的锥体外系不良反应。非典型抗精神病药物氯氮平也可选用,但须谨防其粒细胞缺乏的潜在风险。

(五) 抗癫痫药

卡马西平、丙戊酸钠及苯妥英钠等抗癫痫药物在不同患者中的有效性差异很大。卡马西平对某些眼睑痉挛患者有一定疗效,可从 0.1g,每天 2 次开始,但也有其可能会加重病情的报道。而且卡马西平容易出现皮疹等过敏反应、头晕、嗜睡、白细胞减少等不良反应,故还是应当谨慎使用。左乙拉西坦在多个研究中显示对颈部、节段性或全身型肌张力障碍有效,也可选用[24,27]。

(六) 丁苯那嗪

丁苯那嗪通过突触前抑制所有单胺类递质的释放(包括多巴胺)起效。是抗精神病药物引起的迟发性运动障碍的首选治疗药物,对其他类型的肌张力障碍也有一定疗效。研究发现丁苯那嗪对 Meige 综合征患者的有效率为 26%。剂量从 12.5~25mg/ 天起,可逐渐递增至 100~200mg/ 天[24,25,27,28]。

(七) 其他肌肉松弛剂

前述的巴氯芬和苯二氮䓬类药物都有肌肉松弛作用,此外还有一些主要作用于肌肉的药物,如替扎尼定、氯唑沙酮、环苯扎林、美他沙酮等,对部分眼睑痉挛患者有一定疗效,也可以尝试使用[27]。

(八) 多巴胺能药物

主要包括左旋多巴和多巴胺受体激动剂[24,27,28]。此类药物对多巴反应性肌张力障碍有显著疗效,但患者多为肢体受累或表现为全身型,很少仅表现为眼睑痉挛。部分帕金森病及一些非典型的帕金森综合征

（如多系统萎缩-帕金森型、进行性核上性麻痹等）会合并眼睑痉挛的症状，多巴胺能药物对此类患者可能有效。

总之，针对眼睑痉挛的患者，可以根据具体年龄、有无合并其他区域的肌张力障碍和是否合并其他锥体外系疾病等因素，来使用上述各类口服药物。可以选择不同的组合进行尝试，并逐渐调整剂量。但仍须强调针对眼睑痉挛，大部分药物均为非适应证用药，还需权衡利弊使用。

第三节 ┃ 中医治疗

中医学里眼睑痉挛归属于"胞轮振跳""脾轮振跳""目瞤"等范畴。中医学对眼睑痉挛的症状表现早有记载，《针灸甲乙经》中便有："目不明，泪出……目瞤动，与项口参相引，喝僻口不能言，刺承泣。"等描述[29]。此后历代医家对其均有论述。不同时期医家对该病病因、病机的认识趋同中又各有侧重，多认为此病或因久病、过劳，脏腑虚弱，气血生化乏源，血虚日久而生内风、虚风所致；或因肝脾不调，郁而生风，而引起胞睑牵掣跳动。治疗宜从"肝、脾""风、血"论治[29]。中医药治疗该病的方法较多，主要包括中药（内服、离子导入）、针灸（针刺、艾灸、耳穴、揿针、穴位注射、梅花针叩刺）等。

一、中药治疗

1. 中药内服　辨证治疗是中医治疗疾病的基本原则。眼睑痉挛临床辨证常可分为血虚生风证和心脾两虚证两型论治。血虚生风证可见胞睑振跳不休，或牵掣颜面及口角抽动；头昏目眩，面色少华；舌质淡红、苔薄，脉细弦；采用当归活血饮加减治疗。心脾两虚证可见胞睑跳动，时疏时频，劳累或失眠时加重；可伴心烦眠差，怔忡健忘，食少体倦；舌质淡，脉细弱；采用归脾汤加减治疗[30]。临床诊治时，可依据患者具体证候辨证分型，随证治之，辨证为肝脾不和证可采用逍遥散加减[31]，肝郁脾虚证选用逍遥散合升陷汤加减，阴虚火旺证选用逍遥散合六味地黄丸加减[32]，肝风内动、痰热瘀阻证可选用定痫丸加减[33]。

临证之时也可采用专方、验方加减治疗。如采用芍蝉汤（白芍、蝉蜕、炙甘草、僵蚕、全蝎、蜈蚣）[34]，或葛芪四物汤（葛根、黄芪、当归、川芎、白芍、熟地、防风、白蒺藜、蝉蜕、全蝎、蜈蚣）[35]，或天麻钩藤四物汤[36]，或当归补血祛风汤[37]等加减治疗。

2. 中药离子导入　采用直流电通过皮肤直接导入中药药物离子,更易于局部快速吸收,可有效增加眼部药物浓度,以舒缓痉挛的眼睑。治疗眼睑痉挛导入的药物可采用中药汤剂如芍药甘草汤(生白芍 45g,生甘草10g,常规煎取 50ml)[38],中药注射液如丹参注射液[39]、丹红注射液[40]等。

二、针灸治疗

眼睑痉挛是针灸疗法的适宜病症[41]。针灸治疗眼睑痉挛的方法较多,主要包括针刺、艾灸、耳穴、揿针、穴位注射、梅花针叩刺等。

1. 针刺　针刺治疗眼睑痉挛有确切的临床疗效[42]。治疗原则多为疏经通络、养血祛风、行气安神、调和阴阳,多采用近部取穴与远部取穴相结合的方法进行治疗,近部取穴可取眼周穴位以疏通眼周经络、行气活血,远部取穴可根据经脉循行、脏腑辨证等取穴,以调和气血、平衡阴阳。临床常取攒竹、丝竹空、太阳、四白、印堂、百会、四神聪、合谷、内关、足三里、三阴交、太冲、太溪、申脉、照海等穴治疗,局部肌肉跳动处可作为阿是穴给予浮刺治疗。针刺操作时,行提插捻转手法以得气为度,留针 30min,每周治疗 2~3 次。

2. 艾灸　艾灸疗法是以艾绒为主要材料,点燃后直接或间接熏灼体表穴位的一种治疗方法。艾灸的方法很多,包括艾条灸、艾炷灸等。临床研究发现雷火灸治疗眼睑痉挛疗效显著,雷火灸是采用特殊制备的药艾条(在艾绒中加入了中药成分)熏灸人体穴位治疗疾病的一种方法,取穴为睛明、攒竹、鱼腰、太阳、瞳子髎、承泣、四白、风池、合谷等。先从眶周近部穴位,再到全身远部穴位,循环进行雀啄灸。每日 1 次,每次 30min[43]。

3. 耳穴　耳穴是分布于耳廓上的腧穴,与人体脏腑经络关系密切,既是疾病的反应点,也是防治疾病的刺激点。耳穴疗法是利用王不留行籽或磁珠贴压、针刺、放血、埋针等方法刺激耳穴来防治疾病的方法。治疗眼睑痉挛时,耳穴取耳尖、风溪、神门、心、肝、脾、脑干、内分泌、皮质下,进行耳穴贴压,每次取单侧耳穴,每隔 1 天更换 1 次,双耳交替,每日不定时按压耳穴 5 次,6 天为 1 疗程,连续治疗 2 个疗程。该方法结合面部手指点穴治疗,能有效降低眼睑痉挛患儿的眨眼频率[44]。也可根据辨证取耳穴治疗,主穴取眼、肝、枕、神门、交感,风热相侵者配风溪、耳尖(放血),阴血亏虚者配心、脾,阴虚阳亢者配肾、结节穴,单耳贴压,左右交替施治[45]。

4. 揿针　揿针是皮内针的一种,以作用持久、无毒副反应、操作简便、无痛苦为特点。该疗法采用古代"静以久留"的思想,对穴位皮部有较长时间的持续刺激,从而达到预防和治疗疾病的目的[46]。采用撳针在太阳、攒竹、四白、丝竹空、合谷、足三里穴位贴压治疗,嘱患者不定时按压贴针部位,使其产生酸胀感。撳针每天更换 1 次,14 天为 1 个疗程,连续治疗 2 个疗程,其对眼睑痉挛疗效与传统针刺相仿[47]。

5. 穴位注射　穴位注射是将传统的针刺与肌肉注射相结合的一种治疗方法,可以发挥针刺刺激和药物的综合作用。穴位注射治疗眼睑痉挛,一般取眼周穴位进行注射,如太阳、攒竹、鱼腰、承泣、四白等,最常用的是太阳穴。常用药物包括复方樟柳碱注射液、腺苷钴胺、维生素 B_{12} 等。复方樟柳碱注射液注射穴位时,以太阳穴为主穴,若为上睑痉挛则配攒竹、鱼腰;若为下睑痉挛则配承泣、四白。可在太阳穴注射 1.0ml,其余 2 个穴位各注射 0.5ml;拔针后用无菌棉签按压注射部位 2~3min,避免局部出血[48]。腺苷钴胺注射时,将注射用腺苷钴胺 0.5mg 溶于注射用水 1.5ml,注入太阳穴。隔日或每周注射 2 次,每 5 次为 1 个疗程,间隔 5~7 天,再行下一疗程治疗[49]。

6. 梅花针叩刺　梅花针属于皮肤针的一种,是一种浅刺皮肤、快速出针的治疗方法,因针柄的一端装有 7 枚不锈钢短针,状如梅花,又称七星梅花针。采用梅花针叩刺患侧眼周(上至眉弓上 1cm,下至眶下缘 1cm,内侧至鼻梁中部,外侧至太阳穴附近)及重点穴位攒竹、鱼腰、太阳、睛明、上明、四白、球后,并结合口服中药治疗眼睑痉挛疗效确切[50]。

7. 综合疗法　眼睑痉挛的病机复杂,治疗方法多样。中医临床治疗该病常常多种方法联合,优于单一疗法治疗,如采用针刺结合中药内服[37]、针刺、穴位注射结合中药内服[51]、针刺联合刮痧走罐[52]等均取得了一定的临床疗效。多种方法联合应用,尤其是中西医结合治疗,可优势互补,标本兼治,有效减少西药的用量及副作用,提高临床治愈率,减少复发率[53]。具体在临床应用时,单纯使用某一方法治疗眼睑痉挛效果有限时,应根据患者的症状表现、病程、病情轻重等采取相应的综合疗法进行治疗。

参考文献

[1] RUMMEL A. The long journey of botulinum neurotoxins into the synapse[J]. Toxicon, 2015, 107 (Pt A): 9-24.

[2] SCOTT A B. Botulinum toxin injection into extraocular muscles as an alternative to strabismus surgery[J]. Ophthalmology, 1980, 87 (10): 1044-1049.

[3] SIMPSON D M, HALLETT M, ASHMAN E J, et al. Practice guideline update

summary: Botulinum neurotoxin for the treatment of blepharospasm, cervical dystonia, adult spasticity, and headache: Report of the guideline development subcommittee of the american academy of neurology[J]. neurology, 2016, 86 (19): 1818-1826.

［4］ ROSSETTO O, PIRAZZINI M, FABRIS F, et al. Botulinum neurotoxins: mechanism of action[J]. Handb Exp Pharmacol, 2021, 263: 35-47.

［5］ ROSSETTO O, PIRAZZINI M, MONTECUCCO C. Botulinum neurotoxins: genetic, structural and mechanistic insights[J]. Nat Rev Microbiol, 2014, 12 (8): 535-549.

［6］ PIRAZZINI M, AZARNIA TEHRAN D, et al. On the translocation of botulinum and tetanus neurotoxins across the membrane of acidic intracellular compartments[J]. Biochim Biophys Acta, 2016, 1858 (3): 467-474.

［7］ PIRAZZINI M, AZARNIA TEHRAN D, ZANETTI G, et al. Thioredoxin and its reductase are present on synaptic vesicles, and their inhibition prevents the paralysis induced by botulinum neurotoxins[J]. Cell Rep, 2014, 8 (6): 1870-1878.

［8］ ELEOPRA R, TUGNOLI V, QUATRALE R, et al. Different types of botulinum toxin in humans[J]. Mov Disord, 2004, Suppl 8: S53-S59.

［9］ ALBRECHT P, JANSEN A, LEE J I, et al. High prevalence of neutralizing antibodies after long-term botulinum neurotoxin therapy[J]. Neurology, 2019, 92 (1): e48-e54.

［10］ GIORDANO C N, MATARASSO S L, OZOG D M. Injectable and topical neurotoxins in dermatology: Basic science, anatomy, and therapeutic agents[J]. J Am Acad Dermatol, 2017, 76 (6): 1013-1024.

［11］ BILYK J R, YEN M T, BRADLEY E A, et al. Chemodenervation for the treatment of facial dystonia: a report by the American Academy of Ophthalmology[J]. Ophthalmology, 2018, 125 (9): 1459-1467.

［12］ HASSELL T J W, CHARLES D. Treatment of blepharospasm and oromandibular dystonia with botulinum toxins[J]. Toxins (Basel), 2020, 12 (4): 269.

［13］ OZZELLO D J, GIACOMETTI J N. Botulinum toxins for treating essential blepharospasm and hemifacial spasm[J]. Int Ophthalmol Clin, 2018, 58 (1): 49-61.

［14］ Allergan I. Allergan FDA labeling and prescriber information. Irvine: Allergan Inc, 2011.

［15］ BHIDAYASIRI R, CARDOSO F, TRUONG D D. Botulinum toxin in blepharospasm and oromandibular dystonia: comparing different botulinum toxin preparations[J]. Eur J Neurol, 2006, 13 (Suppl 1): 21-29.

［16］ CHARLES PD GC. Neurotoxin injection for movement disorders[J]. Continuum, 2010, 16 (1 Movement Disorders): 131-157.

［17］ 万新华, 胡兴越, 靳令经. 肉毒毒素注射手册[M]. 北京: 人民卫生出版社, 2013.

［18］ DUTTON J J. Botulinum-A toxin in the treatment of craniocervical muscle spasms: short and long-term, local and systemic effects[J]. Surv Ophthalmol, 1996, 41 (1): 51-65.

［19］ BORBA A, MATAYOSHI S, RODRIGUES M. Avoiding complications on the upper face treatment with botulinum toxin: a practical guide[J]. Aesthetic Plast Surg, 2022, 46 (1): 385-394.

［20］ NESTOR M S, HAN H, GADE A, et al. Botulinum toxin-induced blepharoptosis: Anatomy, etiology, prevention, and therapeutic options[J]. J Cosmet Dermatol, 2021, 20 (10): 3133-3146.

［21］ ALSUHAIBANI A H, EID S A. Botulinum toxin injection and tear production[J]. Curr Opin Ophthalmol, 2018, 29 (5): 428-433.

［22］ DUARTE G S, RODRIGUES F B, MARQUES R E, et al. Botulinum toxin type A therapy for blepharospasm[J]. Cochrane Database Syst Rev, 2020, 11 (11): Cd004900.

［23］ SAHLIN S, CHEN E, KAUGESAAR T, et al. Effect of eyelid botulinum toxin injection on lacrimal drainage[J]. American Journal of Ophthalmology, 2000, 129 (4): 481-486.

［24］ KANOVSKY P, BHATIA K P, ROSALES R L. Dystonia and Dystonic Syndromes[M]. Berlin: Springer-Verlag Wien, 2015: 117-125.

［25］ GRANDAS F, ELSTON J, QUINN N, et al. Blepharospasm: a review of 264 patients[J]. J Neurol Neurosurg Psychiatry, 1988, 51 (6): 767-772.

［26］ PANDEY S, SHARMA S. Meige's syndrome: history, epidemiology, clinical features, pathogenesis and treatment[J]. Journal of the Neurological Sciences, 2017, 372: 162-170.

［27］ JINNAH H A. diagnosis & treatment of dystonia[J]. Neurol Clin, 2015, 33 (1): 77-100.

［28］ MA H, QU J, YE L, et al. Blepharospasm, oromandibular dystonia, and Meige syndrome: clinical and genetic update[J]. Front Neurol, 2021, 12: 630221.

［29］ 段俊国. 中医眼科学 [M]. 北京: 人民卫生出版社, 2012: 127-128.

［30］ 彭清华. 中医眼科学 (4 版)[M]. 北京: 中国中医药出版社, 2016: 97.

［31］ 闫平. 中医治疗眼睑痉挛的临床总结 [J]. 内蒙古中医药, 2015, 34 (8): 9-10.

［32］ 许蒙, 王新志. 王新志教授治疗眼轮匝肌痉挛临床经验总结 [J]. 光明中医, 2014, 29 (4): 820-821.

［33］ 吴昇辰, 陈少玫. 定痫丸临证应用探微 [J]. 中国中医急症, 2013, 22 (10): 1724-1725.

［34］ 艾正海, 钟万翠. 芍蝉汤治疗眼睑轮匝肌痉挛 32 例 [J]. 新中医, 2004, 36 (2): 61-62.

［35］ 彭智谋, 杨玲珊. 葛芪四物汤加味治疗胞轮振跳 [J]. 中华现代眼科学杂志, 2005, 1 (3): 262.

［36］ 张倩. 天麻钩藤四物汤联合针刺治疗眼睑痉挛 22 例 [J]. 全科口腔医学电

子杂志, 2018, 5 (36): 120.

［37］ ZOU YUELAN, KONG XIEHE, GUO XIAOCONG, et al. Clinical study of acupuncture plus Dang Gui Bu Xue Qu Feng Tang for benign essential blepharospasm [J]. Journal of Acupuncture and Tuina Science, 2022, 20 (1): 79-86.

［38］ 沈瑜, 冯鑫鑫, 陈雷. 针刺联合芍药甘草汤离子导入治疗眼睑痉挛自身对照研究 [J]. 浙江中医杂志, 2017, 52 (4): 287.

［39］ 张彩霞, 李振萍. 丹参离子导入治疗眼睑痉挛疗效观察 [J]. 山东中医药大学学报, 2014, 38 (04): 348-349.

［40］ 朱彦霞, 姜士军, 蒋燕玲, 等. 复方樟柳碱颞浅动脉旁皮下注射联合丹红离子导入治疗眼睑痉挛合并干眼的临床疗效 [J]. 中华眼科医学杂志, 2017, 7 (2): 78-83.

［41］ 智方圆, 黄琴峰, 赵越, 等. 针灸治疗眼病临床应用规律分析 [J]. 中国针灸, 2018, 38 (8): 907-912.

［42］ 刘坚, 徐红, 张仁. 益气通络针刺法治疗眼睑痉挛疗效观察 [J]. 中国针灸, 2014, 34 (01): 37-40.

［43］ 姜乃康. 雷火灸结合中药治疗眼睑痉挛症 35 例 [J]. 上海针灸杂志, 2006 (12): 58.

［44］ 张英英, 王文军, 董蕊娟. 头面部点穴配合耳穴贴压治疗儿童眼睑痉挛 60 例 [J]. 中国针灸, 2019, 39 (9): 1007-1008.

［45］ 武保发, 王启, 张亚伟, 等. 耳穴贴压法治疗胞轮振跳症 148 例临床分析 [J]. 河南职工医学院学报, 2004, 16 (1): 73-75.

［46］ 杨安, 张志芳, 杨永升, 等. 揿针在眼科的临床应用 [J]. 中国中医眼科杂志, 2022, 32 (3): 233-236.

［47］ 曹兴伟, 张霞, 方琳, 等. 揿针治疗胞轮振跳 35 例临床观察 [J]. 中国中医药现代远程教育, 2018, 16 (9): 3.

［48］ 李群英, 冯小梅, 曹兴伟, 等. 眼舒颗粒联合复方樟柳碱治疗特发性眼睑痉挛疗效观察 [J]. 中国中医眼科杂志, 2018, 28 (03): 180-182.

［49］ 李军会, 孔祥端, 叶存喜. 腺苷钴胺穴位注射治疗眼睑痉挛 [J]. 中国医院用药评价与分析, 2010, 10 (4): 361-362.

［50］ 陈春丽, 张文斌, 夏广坦, 等. 平跳汤联合梅花针治疗胞轮振跳 38 例临床观察 [J]. 河北中医, 2009, 31 (7): 1057.

［51］ 李淑波, 倪善民. 中西医结合治疗胞轮振跳 30 例 [J]. 内蒙古中医药, 2005, 24 (1): 21.

［52］ 曹丛红, 姚靖. 针刺联合刮痧配合走罐治疗 Meige 综合征 40 例 [J]. 中国中医眼科杂志, 2017, 27 (6): 367-369.

［53］ 邹时鹏, 易昀敏. 中西医结合治疗原发性眼睑痉挛 30 例 [J]. 江西中医药, 2017, 48 (1): 41-42.

第六章

>>> 眼睑痉挛的手术治疗

第一节 ┃ 眼科手术治疗

对于症状较重,尤其是经肉毒毒素注射治疗效果不佳或者不愿反复注射的患者,眼科可以采取手术治疗,其包括完全性肌切除术和部分肌切除术,即通过切除部分或者全部参与睑痉挛的肌肉群(眼轮匝肌、皱眉肌、降眉间肌)以达到治疗的目的。在切除靶肌肉的同时,还可以对患者的一些眼睑继发改变进行矫正,针对眼睑皮肤松弛、眉下垂、上睑下垂、睑裂横径缩小等继发性改变可按照患者个体需求进行个体化设计和实施。通过这些方法不仅可以治疗眼睑痉挛,还可以达到改善外观的目的。因此目前眼睑痉挛的眼科手术治疗原则:切除参与睑痉挛的肌肉群(眼轮匝肌、皱眉肌、降眉间肌,但保留近睑缘的睑板前轮匝肌),并矫正由睑痉挛所造成的继发性改变,从而达到改善患者视觉和生活质量的目的。

一、适应证和禁忌证

眼睑痉挛眼科手术治疗的适应证主要包括[1]:①肉毒毒素治疗效果不佳;②不愿接受肉毒毒素注射治疗者;③需同期矫正上睑下垂、眉下垂、眼睑皮肤松弛、睑裂横径缩短、睑内翻等继发性改变的患者;④张睑失用合并有眼睑痉挛的患者。禁忌证:继发性眼睑痉挛;全身情况不允许手术者。

二、手术方法

针对眼睑痉挛主要眼科手术方式分为部分肌切除术和完全性肌切除术,此外针对上睑下垂、眉下垂、眼睑皮肤松弛、睑裂横径缩短等继发性改变可按照患者个体需求进行个体化设计和实施。

1. 部分肌切除术 部分肌切除术也称次全肌切除术,是指手术切除睑板前、眶隔前以及眶部眼轮匝肌,保留靠近睑缘的眼轮匝肌。具体手术方法如下:①采用 2% 利多卡因加适量肾上腺素行术区皮下浸润麻醉。②嘱患者自然闭眼,将上睑略向上拉紧,在上睑缘上 4~6mm 处划手术切口线,适当切除松弛的睑部皮肤,向上、向下进行钝性分离,向上分离至眉下缘,内至内眦与眉头之连线,外至外眦与眉尾之连线,充分暴露睑部和眶部的眼轮匝肌,仅完整地保留睑板前一条 2~3mm 宽的眼轮匝肌(近睫毛处),以维持术后闭眼功能。将余眶隔前及睑板前轮匝肌全部切除(图 6-1),完成止血后,皮肤切口缘间断缝合,缝合时可带睑板,张力不可太大。③术后 24h 内予以冰袋间歇外敷,减轻局部水肿。术后换药,并用抗生素软膏涂抹眼周切口,预防感染,1 周左右拆除皮肤缝线。手术示意图如图 6-1 所示。

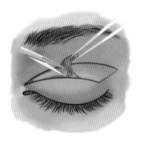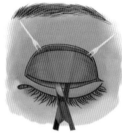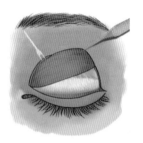

图 6-1 部分肌切除术示意图

部分肌切除术相对于完全肌切除术,手术创伤小,适用于对肉毒毒素反应不足的补充,或反应充分但存在须处理的眼睑痉挛继发改变以达到改善外观的目的[2]。但其存在术后复发可能性大,远期效果不佳的问题。

2. 完全性肌切除术 完全性肌切除术又称全眶周闭眼肌群切除术。切口设计:采用上睑成形术、下睑成形术和眉上提肌术切口(图 6-2)。参考 Anderson 法[3],切除眶周肌肉群包括上睑及下睑眼轮匝肌,包括眶隔、眶前、睑板部分,仅保留靠近睑缘 2~3mm 眼轮匝肌,切除皱眉肌和降眉间肌。具体步骤如下:①采用全身麻醉或 2% 利多卡因加适量肾上腺素局部皮下浸润麻醉。②拉紧上睑皮肤,在距离睑缘 4~6mm 处标记上睑皮肤切口线,适当切除松弛的睑部皮肤,向上、向下进行钝性分离,充分暴露眼轮匝肌,将眶隔前及睑板前轮匝肌全部切除,保留睑板前近睑缘处 2~3mm 宽的眼轮匝肌以维持术后闭眼功能。完成止血后,皮肤切口缘间断缝合。③在距下睑缘 2~3mm 处标记下睑皮肤切口线,适量切除松弛的皮肤,向下分离至眶下缘,将下睑眶部、眶隔前轮匝肌全切除,但仍须保留下睑板前靠近睑缘处 2~3mm 宽的眼轮匝肌,以维持术后闭眼功能。皮肤切口缘间断缝合。④在眉上缘 2mm 处标记出眉弓上缘切口线,切开皮肤后向眉间处分离,切除降眉间肌和皱眉肌,并间断缝合皮肤切口。⑤术后予以冰敷,减轻局部水肿。术后换药,并用抗生素软膏涂抹眼周切口,预防感染,1~2 周左右拆除皮肤缝线。完全肌切除术相对于部分肌切除术手术创伤大,但其远期控制眼睑痉挛症状的疗效更稳定,复发可能性减少[4]。

3. **继发性眼睑改变手术处理** 长期的眼睑痉挛会产生一系列继发性眼睑改变,影响外观。①睑皮松弛:由于患者多为中老年人,皮肤原较松弛,而在轮匝肌强烈收缩的影响下,使眼睑皮肤更加松弛;②眉下垂:由于长期剧烈的轮匝肌痉挛,使眉部的支持组织受到牵引,眉部脂肪垫与其下的额肌的连接松弛,而致眉下垂;③上睑下垂:眼轮匝肌为提上睑肌的拮抗肌,从力量对比上看,轮匝肌力量大大强于提上睑肌。长期剧烈的轮匝肌收缩会造成提上睑肌腱膜与睑板分离而产生腱膜性上睑下垂;④睑裂横径缩小:眼轮匝肌犹如括约肌,呈向心性收缩,强烈持久的收缩可使外眦韧带松弛或断离,进而外眦向内移位,睑裂横径缩短。

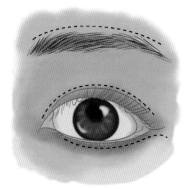

图 6-2 全肌切除术手术切口设计

针对眼睑皮肤松弛、眉下垂、上睑下垂、睑裂横径缩小等继发性改变可按照患者个体需求进行个体化设计和实施。

(1)眼睑痉挛患者的眼睑皮肤松弛以上睑为主,松垂的皮肤不仅影响外观,也会一定程度影响患者的视觉质量。因此,在接受肉毒毒素注射的患者中,也有部分患者在注射肉毒毒素缓解痉挛症状的同时,有意愿接受睑皮松弛的矫正。其手术处理上关键是评价好须切除的松弛皮肤量。以上睑为例,术前标记上睑皱襞及皮肤的下切口方向线。通常距上睑缘 4~6mm,近内眦要靠近睑缘较低,睑裂中央最高,至外眦距睑缘的距离不应减少而略斜向颞上方。用无齿镊子夹持皮肤拟定切除的皮肤范围,以不出现睑外翻或者睑闭合不全为妥,再画出皮肤的上方切口走行线。睑皮松弛矫正在行肌切除术时同期进行,此处就不加以赘述。眼睑痉挛继发的睑皮松弛矫正是在现有基础上改善患者的皮肤脱垂、视线遮挡以及外观,但无法阻止由于眼睑痉挛症状反复出现的后续的皮肤再度松弛的情况。该情况需术前和患者进行沟通告知。

(2)眉下垂处理:矫正眉下垂可在切除皱眉肌及降眉间肌时同期进行。眉部切口的设计可根据眉的弧度、最高点、眉端及眉梢的高低进行适当调整。局部浸润麻醉后,沿画线切开皮肤。适量切除眉上皮肤及其下的额肌。在内侧注意避免损伤眶上神经血管束。眉下垂的关键处理是在于将切除区下缘的皮下组织缝合固定于眼眉支撑筋膜,从而提高眉毛,达到矫正眉下垂的目的。

(3)眼睑痉挛并发的上睑下垂的处理:由于眼睑痉挛并发的上睑下垂其提上睑肌肌力尚存,主要是由于提上睑肌腱膜向后退缩引起,因此针对其矫正主要采用提上睑肌缩短术或折叠术。

(4)睑裂横径缩小的处理:由于眼睑痉挛继发的睑裂横径缩小主要是由于外眦韧带松弛引起,因此针对其矫正主要采用外眦韧带修复术。为矫正睑裂横径缩小,外眦向内移位,要分离暴露双侧的外眦韧带,将外眦韧带缝合固定于眶外缘内壁的骨膜上,以恢复睑裂横径至正常。

三、注意事项

对于眼睑痉挛行眼科手术治疗须注意如下事项。

(1)须强调的是在行部分肌切除术和完全肌切除术中均要保留上睑缘和下睑缘的轮匝肌 2~3mm 左右以避免出现眼睑闭合不全。

(2)术中还须注意保护眶上血管神经束,为避免出现顽固性前额部麻木和神经痛。

(3)在切除眉间的皱眉肌和降眉间肌时,要仔细辨认和保护滑车上神经。

(4)如患者无上睑下垂,无须进行上睑下垂矫正时尽量不打开眶隔,因为完整的眶隔可以防止皮肤与提上睑肌的粘连。

(5)为矫正眼睑皮肤松弛,可适当切除眼睑皮肤,但不能切除过多,以免因伤口过度收缩而引起睑外翻。

（6）在行外眦韧带修复术矫正睑裂横径缩小时,外眦韧带缝合时张力要适中,太紧会造成睁眼困难。

四、术后并发症与处理

肌切除术后可能并发症主要包括:皮肤瘢痕、眼睑闭合不全、眼睑水肿、眶周皮肤麻木等。对其产生的原因和处理阐述如下。

1. 皮肤瘢痕　这是外眼手术切口较难避免的情况,在手术切口的设计时尽量选择较隐蔽的或者结合重睑线的切口,尽可能不影响术后的外观。

2. 眼睑闭合不全　主要是由于手术中去除过多的皮肤或肌肉,引起眼睑闭合功能明显减退,造成眼睑闭合不全,因此保留距离睑缘2~3mm 的睑板前的眼轮匝肌,对于预防术后出现眼睑闭合不全的情况出现非常重要。随着术后时间的推移,轻度闭合不全会逐渐自行改善,但在此期间应注意眼表的保湿和角膜的保护,可以予以人工泪液滴眼液润眼,凝胶睡前滴眼治疗至眼睑闭合功能恢复正常。重度的闭合不全无法自行改善可进一步考虑其他手术矫正。

3. 眼睑水肿　主要是由于术后眶周和眼睑淋巴回流障碍导致眼睑水肿。术后短期可行冷敷及适当的理疗促进水肿的消退,术后的眼睑水肿一般在半年后可自行缓解。也有学者认为完全肌切除上、下睑同期处理,创伤过大,使得术后眼睑水肿持续时间较长,亦主张上、下睑手术分期进行,中间间隔半年左右。

4. 眶周皮肤麻木感　眶上神经贯穿于皱眉肌,完全切除皱眉肌和降眉间肌,会损伤眶上神经及其分支,眶上神经和面神经分支在眼轮匝肌后形成神经丛,过多的切除眼轮匝肌会损伤感觉神经纤维,引起眶上区及前额的感觉迟钝。多数患者术后眶周皮肤麻木感可逐渐自行缓解,时间在半年至一年不等。

五、病例实操演示

病例:

患者,男性,73 岁,因双眼睁眼困难伴眼皮松垂 3 年余,曾在外院行针灸及肉毒毒素注射治疗未见明显改善,近期睁眼困难加重就诊。检查:裸眼视力 OD 0.1,OS 0.1,双眼眼睑抽搐,睑皮松垂明显,结膜无充血,角膜透明,前房深浅可,瞳孔圆,人工晶状体位正,玻璃体轻度混浊,后极视网膜平伏,视盘色淡红,C/D=0.3。诊断:双眼特发性眼睑痉挛,双眼睑皮松弛考虑患者非手术治疗包括针灸、肉毒毒素注射均无效,故考虑行眼部手术治疗。

采用部分肌切除术联合眼睑皮肤松弛矫正术。手术方法:距离上睑缘6mm处以亚甲蓝画切口线,用无齿镊夹持上睑皮肤评估所需切除的皮肤,量约10mm,眼睑皮下浸润麻醉,按画线切开皮肤,剪去松弛皮肤,切除眶隔前及睑板腺前眼轮匝肌,保留靠近睑缘的眼轮匝肌。用7-0可吸收线做12针间断缝合关闭手术切口。

二维码6-1 视频
部分肌切除术联合眼睑皮肤松弛矫正术

第二节 ▏ 神经外科手术治疗

肌张力障碍的发病机制虽未明确,但目前认为与运动环路关系非常密切。苍白球内侧部(globus pallidus internus,GPi),是基底神经节的主要输出核团,与基底神经节内的其他核团以及运动通路相关区域(丘脑和脑干)有紧密的联系。脑深部电刺激术(deep brain stimulation,DBS)是近年来新兴的一种神经外科手术治疗方法。通过立体定向技术精准植入电极,将靶点设定在脑内特定核团,穿通于皮下的电极延长线与埋置于胸部皮下的脉冲发生器连接,从而进行脉冲式的电刺激,阻断环路中异常神经冲动的发放而起到治疗肌张力障碍的效果。

一、脑深部电刺激术适应证

DBS通过程控,可根据患者的临床症状随时进行参数调整,所以又称神经调控外科治疗。DBS疗法自2003年起相继被欧盟以及美国食品与药物监督管理局批准治疗张力障碍以来,以其微创、可逆、手术副作用小、疗效比较肯定,目前已成为肌张力障碍治疗主要的手术方法。以往DBS手术的适应证主要是针对口服药物和肉毒毒素治疗等非手术疗法无法有效改善的严重症状、影响日常生活或伴有严重疼痛的单纯型(特发性或遗传性)全身型肌张力障碍及节段型肌张力障碍,近来症状较重的单纯型局灶性肌张力障碍也逐渐应用 DBS [5,6]。眼睑痉挛本身是一种局灶型的肌张力障碍,DBS 并非首选治疗手段。但是眼睑痉挛与 Meige 综合征(眼睑痉挛 - 口下颌肌张力障碍)这一颅部的节段型肌张力障碍有密切的联系。通常有 50% 眼睑痉挛的患者在发病的最初3~5 年内会出现症状的播散,从而发展为 Meige 综合征或合并颈部及肢体的肌张力障碍[7]。因此部分其他治疗手段无效的眼睑痉挛的患者也逐渐接受了 DBS 的治疗,并取得了一定的疗效。目前认为,对于特发性眼睑痉挛的患者,经过口服药物治疗未能有效控制症状和 / 或经肉毒毒素规范治疗后症状改善效果欠佳、严重影响生活质量且要求尝试手术治疗的可考虑行 DBS 手术[5]。通常采用局麻或全麻的方式植入电极及刺激器,刺激器的靶点可选苍白球内侧部(GPi)或丘脑底核(subthalamic nucleus,STN)。

　　尽管 DBS 手术在肌张力障碍的治疗中已取得良好的疗效,其确切的作用机制仍不清楚。近年来,关于 DBS 究竟是通过抑制还是兴奋,抑或是干扰神经冲动的发放而起效有很多假说。目前,"干扰学说"(或者称其为"阻止、破坏"信息流机制)受到更多学者的推崇。皮质刺激可诱导 GPi 产生早期兴奋、抑制和晚期兴奋组成的三相反应,这些反应分别经由直接通路(皮质 - 纹状体 -GPi/ 黑质致密部 SNr)、超直接通路(皮质 -STN-GPi/SNr)或间接通路(皮质 - 纹状体 - 苍白球内侧 GPe-STN-GPi/SNr)所介导传出。

　　GPi-DBS 通过强烈的 GABA 能抑制作用完全抑制了皮质诱发的这些反应及自发放电,表明它阻断了通过 GPi 的信息流。STN-DBS 可能也同样阻断了经 STN 的信号传递。Meige 综合征由于基底神经节中异常增加的放电、异常的放电模式或异常的动态活动变化被传递到丘脑和运动皮层,最终诱发运动症状,破坏这种通过 GPi 和 STN 的异常信息流即可抑制运动症状的表达[8,9]。目前眼睑痉挛的 DBS 治疗的研究数据主要来自 Meige 综合征的研究。研究发现 GPi-DBS 治疗 Meige 综合征短期疗效(4.4 个月 ± 1.5 个月)患者症状改善 45%,长期疗效(38.8 个月 ± 21.7 个月)改善 53%。其中眼部症状即眼睑痉挛的改善短期为 38%,长期为 47%[10]。

二、脑深部电刺激手术靶点及步骤 ///////////////////////

1. **手术靶点** DBS 手术靶点以选择 GPi 的最多,也可选择 STN。患者手术前安装立体定向头架,然后进行 CT 扫描,与之前做的 3.0T 核磁共振的影像融合。结合影像学资料通过手术计划或术中导航系统计算出手术靶点坐标(GPi 或 STN)及最佳进针角度。

2. **手术步骤** 患者进入手术室,消毒、铺巾后,通常选择前额区冠状缝前入颅。根据靶点坐标和进针角度植入 DBS 电极。对于可以耐受局部麻醉手术的患者,在清醒状态下可进行术中神经电生理测试确认靶点位置,测试刺激产生的副反应,预测疗效和了解后期对患者进行程控的阈值。如果测试后症状改善明显,可继续植入神经刺激器。对于全身麻醉手术的患者,通过影像学辅助验证刺激电极的位置,随即植入延伸导线和刺激器,并测试系统电阻,确认系统连接正常。

引导电极颅外端穿出至耳后上方与延伸导线连接固定。可植入刺激器置于锁骨下部的胸前皮下,通过载线器将耳后与胸前皮下囊袋穿刺连通。术后 1 个月左右开启刺激器,进行首次程控,此后需要通过多次随访和程控,调整刺激器的相关参数以获得最好的疗效[11,12]。DBS 的具体流程图如图 6-3 所示。

三、脑深部电刺激术治疗的并发症 /////////////////////

1. **与手术本身相关的并发症** 包括颅内出血、电极周边水肿、硬膜下或硬膜外血肿、脑梗死、脑脊液漏、癫痫发作、精神异常和电极位置定位偏差等。

2. **与硬件相关的并发症** 包括电极的移位、断裂,脉冲发生器移位、外露,切口相关感染、颅内感染等。

3. **与刺激相关的并发症** 包括肢体抽搐、肢体麻木、运动障碍、构音障碍、视物模糊、精神障碍等。神经电刺激相关的并发症常常是可逆的,绝大多数情况下可以通过调整刺激参数来解决[11,12]。

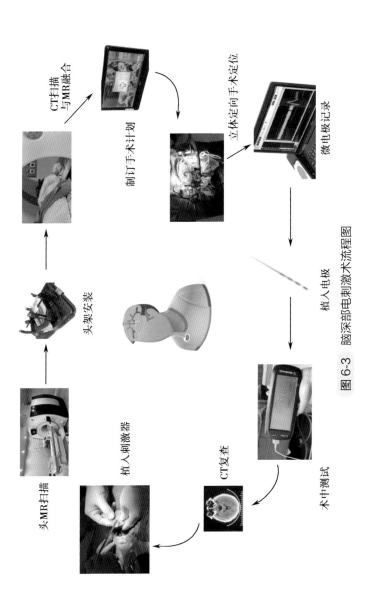

头MR扫描

头架安装

CT扫描与MR融合

制订手术计划

立体定向手术定位

微电极记录

植入电极

术中测试

CT复查

植入刺激器

植入电极

图6-3 脑深部电刺激术流程图

参考文献

［1］ PARISEAU B, WORLEY M W, ANDERSON R L. Myectomy for blepharo-spasm 2013. Curr Opin Ophthalmol, 2013, 24 (5): 488-493.

［2］ GEORGESCU D, VAGEFI M R, MCMULLAN T F, et al. Upper eyelid myectomy in blepharospasm with associated apraxia of lid opening. Am J Ophthalmol, 2008, 145 (3): 541-547.

［3］ GILLUM W N, ANDERSON R L. Blepharospasm surgery. An anatomical approach. Arch Ophthalmol, 1981, 99 (6): 1056-1062.

［4］ BATES A K, HALLIDAY B L, BAILEY C S, et al. Surgical management of essential blepharospasm. Br J Ophthalmol, 1991, 75 (8): 487-490.

［5］ MA H, QU J, YE L, et al. Blepharospasm, oromandibular dystonia, and Meige syndrome: clinical and genetic update. Front Neurol, 2021, 12: 630221.

［6］ PANDEY S, SHARMA S. Meige's syndrome: History, epidemiology, clinical features, pathogenesis and treatment. Journal of the Neurological Sciences, 2017, 372: 162-170.

［7］ KANOVSKY P, BHATIA K P, ROSALES R L. Dystonia and Dystonic Syndromes. Springer-Verlag Wien, 2015, 117-125.

［8］ GRANDAS F, ELSTON J, QUINN N, et al. Blepharospasm: a review of 264 patients. J Neurol Neurosurg Psychiatry, 1988, 51 (6): 767-772.

［9］ DEFAZIO G, HALLETT M, JINNAH H A, et al. Blepharospasm 40 years later, Mov Disord, 2017, 32 (4): 498-509.

［10］ JINNAH H A. Medical and surgical treatments for dystonia. Neurol Clin, 2020, 38 (2): 325-348.

［11］ 中国医师协会神经外科医师分会功能神经外科专家委员会, 中国医师协会神经调控专业委员会, 中国医师协会神经外科医师分会神经电生理学组等. Meige 综合征的神经调控外科治疗中国专家共识 (2021 年版)[J]. 中华神经医学杂志, 2021,20 (12): 1189-1193.

［12］ 中国医师协会神经外科医师分会功能神经外科委员会, 中华医学会神经外科学分会功能神经外科学组等. 肌张力障碍脑深部电刺激疗法中国专家共识[J]. 中华神经外科杂志, 2018,34 (06): 541-545.

06